鮫島輝美
Terumi Sameshima

「生きづらさ」に寄り添う〈支援〉

医療・看護・介護における
グループ・ダイナミックス的
アプローチ

ナカニシヤ出版

まえがき
―この本を手に取ってくださった読者の方へ―

　本書は，病や障害などによって支援が必要な「社会的弱者」となっても，安心して生活できるための支援とはどのようであるべきか，また，他者との共生可能なコミュニティとはどのようなものか，を検討するものである。

　これまで支援を必要としている人々は，どこかで個人の能力不足，努力不足とされ，社会の問題ではなく，個人の問題とされてきた。しかし，こういった問題は，本人の努力だけで乗り越えられるわけではない。個人の問題とされるがゆえに，必要な支援を受けることができず，社会から疎外され，どうしても「社会的弱者」とならざるを得ない状況がある。

　本書では，こういった能力不足や努力不足で片付けられてしまうような個人の社会的属性とされてきた問題を，社会の問題，さらに，他者や社会との関係性の問題として，考えていく。〈生きづらさ〉の原因を不足の問題として設定した場合，その不足が解消されたとしても，次にまた別の新たな「不足」が生じてくる。すると，社会的弱者への支援は，その不足を「補完する」ことにしか目がいかず，社会的弱者はいつまで経っても社会的弱者の視座から降りることができない。また，不足の問題として支援が細やかになればなるほど，不足が細分化され，小さな不足の発見により，社会的弱者を大量に作り出しているとも考えられる。

　本書は，こういった問題を「不足」の問題とするのではなく，また，要支援者を無力化・従属化させる方向への支援ではなく，要支援者が有力化・主体化できるような新たな支援の方向性を検討している。具体的には，専門職が関わる支援の中でも，支援が必要な人を対象化せず，当事者にとっての必要な支援は何か，という視点を常に持ち，フラットな関係性を保つことで，支援が必要な人たちが主体性を持って生活していくことを，支援の目標としている実践を研究対象としてきた。それらが，医師と住民（患者），看護専門職と母親とその子ども，介護職と要介護者とその家族，への支援を目的とした活動におけるアクションリサーチである。

これまで，医療・看護・介護における問題は，通常，各領域内で議論されることが多く，同じ土俵で議論することはほとんどなかったといえる。本書は，それを当事者側から支援を検討することによって，同じ土俵で議論することを試みた。そういう意味で，専門職の支援を相対化することにも挑戦しているといえる。

　本書は，筆者自身の社会的強者と社会的弱者を往還する体験，また，他を知っていることによる「内部者にはなりきれない内部者」としての視点から生み出されたものである。これらの体験は自ら望んだものではない。しかし，こうした体験をもつものだからこそ紡ぎ出せる問いがあると考えた。そして，こうした問いから生み出された議論こそが，社会における少数派＝社会的弱者の状況改善・改革につながると確信している。

　現代社会は，高度に発達した社会である。そのため，このような〈生きづらさ〉は，いつ・どこで・誰に起こるのかは，偶有的であり，誰もが社会的弱者になりうる。支援者が一方的に支援する関係性では，支援側の負担感が増すばかりで，要支援者も従属的に生きざるを得ず，弱さを抱えたままで主体的に生きることが難しくなる。このような状態が続くと，要支援者だけが増え続け，社会全体が活力を失い，疲弊する可能性が強い。社会的弱者を大量に生み出し，社会が疲弊する前に，継続可能な社会をどうデザインしていくのか，このような問いが今，私たちに突きつけられている。本書の挑戦が，これらの問題に取り組むための一助となれば幸いである。

目　次

まえがき　*i*

第1章　〈生きづらさ〉とは何か ──────── 1
第1節　本書の目的と意義　1
1) 現代社会における要支援者と専門職の支援関係再考の重要性　2
2) 本書の構成　7

第2節　私が感じた〈生きづらさ〉　10
1) 子ども時代に感じた「違和感」：父との関係　10
2) 心理療法・行動療法への「違和感」：心身症で苦しむ患者や家族との関わり　12
3) 看護学生時代に感じた「違和感」：もう一人の〈私〉と向き合う困難さ　14
4) 看護専門職として感じた「違和感」：生活の中の「治療」の意味と専門職の権力性　15
5) 研究者として感じた「違和感」：研究者の「客観的アプローチ」の欺瞞性　17
6) 現代社会における〈生きづらさ〉とは何か　18

第2章　グループ・ダイナミックス的アプローチと理論的基盤 ── 21
第1節　グループ・ダイナミックス的アプローチ　21
1) 既存の科学的アプローチから起こる問題点　21
2) グループ・ダイナミックス的アプローチの特徴とその可能性　24
3) 医療・看護・介護におけるグループ・ダイナミックス的アプローチの必要性　27

第2節　理論的基盤：規範理論　31
1) 原初的な規範形成プロセス　31
2) 規範の発達　34
3) 規範の発達の行方　37

第3章　住民が感じる〈生きづらさ〉に寄り添う〈支援〉——— 41

第1節　社会的背景と問題意識　41
1) 現代医療の「2つの問題点」　41
2) 〈生-権力〉の生成と強化　43

第2節　フィールドワーク:「ともに生きる・京都」,「でこその医療」　46
1) 事例研究の経緯と方法　46
2) 西陣における地域医療の歴史　46
3) 「ともに生きる・京都」の活動　51
4) 「でこその医療」　53
5) 2つの活動のエピソード　54

第3節　理論的分析　62
1) 規範理論による〈生-権力〉概念の再定位　63
2) 2人の医師の活動　64

第4章　母親が感じる〈生きづらさ〉に寄り添う〈支援〉——— 73

第1節　社会的背景と問題意識　73
1) 子育て支援の現実　73
2) 歴史的経緯　75
3) 育児支援の3つの問題点　78
4) 新しい子育て支援　80

第2節　フィールドワーク:「福井母乳育児相談室」　81
1) 著者とフィールドの関係　82
2) 経緯と特徴　83

第3節　活動のエピソード:来室から「自立断乳式」まで　87

第4節　理論的分析　92
1) 回帰のフェーズを通じた原初的なフェーズへ　92
2) 乳房マッサージを基本とした3項関係的な身体の溶け合いを通じた原初的な規範形成　94
3) 規範（意味）を「待合室」の母親たちに一方的に伝達することによる規範（意味）の強化・安定　98

付録　観察ノート　101

第5章　要介護者・家族介護者が感じる〈生きづらさ〉に寄り添う〈支援〉 ─── 103

第1節　社会的背景と問題意識　103
1）「介護＝負担」という等式　103
2）認知症介護支援における問題点　104
3）近代化による問題点を克服する先駆的な認知症介護支援実践　106

第2節　フィールドワーク：「認知症居宅介護研究所」　107
1）フィールドワーク　107
2）NPO法人「認知症居宅介護研究所」　108
3）活動の内容　109

第3節　活動のエピソード　110
1）24年間の在宅での介護生活　110
2）研究会での「語り」のエピソード　116

第4節　理論的分析　124
1）回帰のフェーズを通じた原初的なフェーズへ　125
2）認知症介護支援の新たな関係の生成：「共育」的関係　127
3）「認知症を生きる人」の〈意味世界〉　130
4）〈プロレタリアートな身体を生きる〉：〈よく生きる〉ことを目指す　133
5）認知症介護支援者に求められる〈専門性〉：「溶け合う」関係を楽しむ姿勢　135

第6章　〈生きづらさ〉に寄り添う〈支援〉とは ─── 137

第1節　本書の成果　137
1）3つのフィールドワークの総括　137
2）〈生きづらさ〉に寄り添う〈支援〉の特徴　139
3）健康・子育て・介護における〈生きづらさ〉再考　144

第2節　新しい〈支援〉に向けて　146
1）アクションリサーチの促進　147
2）近代的人間観の見直し　148
3）豊かな関係性を生み出す〈歓待〉の概念化　149

文献　153／あとがき　161／索引　165

第1章

〈生きづらさ〉とは何か

第1節　本書の目的と意義

　本書は，医療・看護・介護における〈生きづらさ〉を抱える当事者に対する支援活動に関する実践的フィールドワークを行い，そこで得た知見を通じて，現代社会における専門職の支援活動を相対化する試みである。具体的には，①孤独死撲滅を目的とした医師が中心的役割を担う互助支援活動，および，80歳になったからこそ可能となった「でこその医療」という無料診療，②母乳育児を基盤とした助産師による母親に対する看護ケアを中心とした子育て支援活動，③24年という長期にわたって実践された認知症患者・家族への在宅介護支援活動，という3つのフィールドにおいて実践研究を行っている。これらの実践研究によって明らかになった支援活動の特徴を，大澤真幸の規範理論を援用して分析し，現代社会における医療・看護・介護の要支援者と専門職の支援関係における問題を超克する新たな〈支援〉の可能性を見出そうとするものである。

　本書で医療・看護・介護を含め，「ケア」という言葉ではなく，「支援」という言葉を使用するには，意味がある。宮崎 (2011, p. 7) が提示しているように，〈生きづらさ〉を抱えている人々は，自分の力だけで生活し，生きていくことが難しく，何らかの「手助け」が必要な状態にある。そして私たちは，その「手助け」を医師の立場からは「医療」，看護師の立場からは「看護」，介護職の立場からは「介護」と呼び，時に，幅広い支援全体の立場から「ケア」と呼んだりしている。しかし，〈生きづらさ〉を抱えている人々にとっては，生活や生きることを支えることが重要であり，知識や技術を用いた支え方が専門職によって異なるが，当事者である本人や家族からすれば，その差異は曖昧で，どれも「支援」となるからである。また，〈支援〉とは，「他人を支え助けること」とい

った行為のみを指し示すのではなく,「なんの因果か抜き差しならぬかかわり合いをもち,取り乱しつつ関わり続けること(「支援」編集委員会編, 2011, p. 1)」とし,関係性や相互作用をも含んだものと捉えている。

本節では,第1項にて,本書の社会的背景や問題意識,基盤となる理論的アプローチの重要性を明示した上で,本書の目的と意義,第2項にて,本書の構成,について述べる。

1) 現代社会における要支援者と専門職の支援関係再考の重要性

私たちは,近代医療の進歩によって,様々な恩恵を受けている。日本の医療は,明治維新を境に,漢方を中心とした東洋医学から近代(西洋)医学へと大きく移行した(市野川, 2004)。死因の大半を占めていた急性感染症は,細菌学や微生物学の発展による原因の特定,それに伴う抗生物質などの抗菌剤やワクチンの開発・普及,生活環境の整備,予防対策の充実などによって激減することとなった。1950～1960年ごろから,急性感染症に置き換わる形で,主要死因として,悪性新生物・心疾患・脳血管疾患といった慢性疾患が増大した(図1-1)が,手術・検査技術の発達,検査機器の進歩,治療薬の多様化により,「早期発見」「早期治療」が謳われ,疾病が重篤化することは減少し(厚生省編, 1997),現在は「予防」が重要視されるようになっている(厚生労働省編, 2007)。また,医療制度においては,ドイツ流の医療保険制度が導入され,1922年の「健康保険法」にはじまり,1961年には国民皆保険制度が達成され,必要な医療を,いつでも,どこでも,誰でも,受けられるという体制が整った。さらに,「福祉元年」と称される1973年には,高齢者医療費無料化が達成された。こうした医療技術・医療制度の発達により,日本は世界の中でも有数の長寿国となった。

しかし,このような急性疾患から慢性疾患への変化,医療保険制度の充実,さらに急速な高齢化も手伝って,医療受診率は上昇し,それに伴い医療に対する不信感が叫ばれるようになる。「三時間待ちの三分診療」「薬漬け」「検査漬け」といった言葉や,最近では,話を聞かないだけではなく,「聴診器もあてない触りもしない医者」といった批判も聞かれる。患者が納得できる医療の必要性から,「インフォームドコンセント」「セカンド・オピニオン」「カルテ開示」

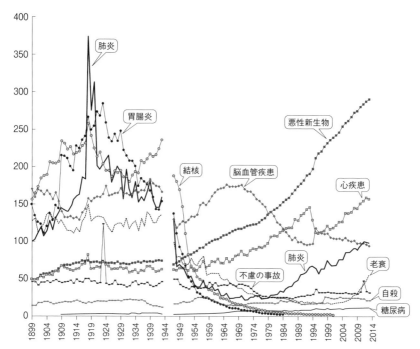

(注) 1994年の心疾患の減少は，新しい死亡診断書（死体検案書）（平成7年1月1日施行）における「死亡の原因欄には，疾患の終末期の状態としての心不全，呼吸不全等は書かないでください。」という注意書きの事前周知の影響によるものと考えられる。2013年は概数。
(資料) 厚生労働省「人口動態統計」

図 1-1　主要死因別死亡率（人口 10 万人対）の長期推移（～2014 年）（本川，2014）

「病院機能評価」といった対策が講じられているが，十分な解決策とはなっていない。

　80 年代後半から，医療をめぐる様々な問題に対応するため，日本でも「バイオエシックス（生命倫理）」や「医療社会学」において，医療の問題が議論されるようになった（市野川，2004）。また，90 年代に入って医療事故・医療過誤などが社会問題となり，医療者自身の倫理観が問われることも増えた。それを受け，厚生労働省は 2004 年，36 年ぶりに医師臨床研修医制度改革を行い，目的のひとつに，「プライマリー・ケア（一次医療）への理解を高め，患者を全人的に診ること（患者本位の医療）ができる基本的な診療能力の取得」を掲げたが（色平・山岡，2005），医師不足を抱える現場では，研修や指導によって改善

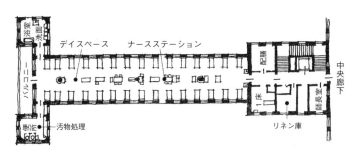

図1-2 ナイチンゲール病棟

するにはまだまだ問題が多いとされている（小川, 2007）。

　看護学は，近代医療の進歩と共に発展し，医学の進歩に寄与したといえよう。看護学において，近代看護の祖は，Florence Nightingale（1820-1910）とされている。周知の通り，Nightingaleの功績は多岐にわたっている（多尾, 1991など）が，特筆すべきは，「病気概念の変更」と24時間管理体制を可能にした「ナイチンゲール病棟（図1-2）」の発明である。Nightingale（1860/1998）は，「病気というものは，その経過がどこかで，程度の違いがあるにしても修復の作用過程（p.1）」である，と定義づけ，これを一般原理とした。換言すると，一人の人間の身体の中に，「修復の作用過程」という環境から切り離された「継続する時間」を発見した，ということができる。その修復の作用過程を，効率的持続的に観察可能にしたのが，「ナイチンゲール病棟」である。その特徴は，「自然換気が容易に，かつ完全にできる」「看護面からみて，監督指導が容易にできる」「患者の規律が，守られやすい」「建築上および管理上，費用が少なくてすむ」であった（ナイチンゲール研究所, 2013）。病気の概念の変更とナイチンゲール病棟の構造が，患者の身体を継続的観察対象とすることを可能にし，非常に効率的な24時間体制の患者管理が可能になったからこそ，「医学的な治療の場」としての近代病院が完成したのである。

　このように近代医療とともに発展した看護であるため，前述した医療の社会的変化とも無関係ではなく，「看護の危機」が叫ばれている。例えば，川島（2009）は，先進国では医療費抑制策が取られ，市場経済の論理が導入された結果，医療・看護の質が低下し，看護師不足が大規模に起きていると指摘してい

る。さらに，患者の訴えよりもデータ重視の風潮により，人間疎外が起きている，と警鐘を鳴らしている。また，Gordon & Nelson（2008）も，入院期間短縮とともに医療依存度の高い患者が増加し，看護職の労働密度が高くなり，看護師のバーンアウト率も非常に高いものになっている，と注意を喚起している。こうした過酷な労働環境が，医療・看護事故につながっているからである。

　介護も，こうした近代医療・看護の発展と無関係ではない。元来，介護とは，高齢者・病人などを介抱し日常生活を助けることであり，「誰にでもできる」「しろうと」の仕事と考えられてきた。そのため，介護を必要とする高齢者や障害者への介護は，家族によって担われてきたが，家族による介護が困難な場合には，「介護従事者」によって行われてきた。「介護従事者」とは，「家庭奉仕員」や「寮母」と呼ばれる非専門職である。それまでの「介護従事者」は，歴史の中で経験に基づき養われ築かれてきた知識・技術によって，実践してきた。生活援助を伴う介護実践は，課題が多様で，単なる生活行為への援助だけではなく，生活者への援助として，目標に向けた「計画的な介護」が必要とされるようになった（水上，2007）。そのため，「正しい知識」と介護のための「専門的」な技術が求められることとなった。日本において，介護の専門性が社会的に認知されたのは，1987年の「社会福祉士および介護福祉士法」の制定以後である（小笠原，1995，p. 114）。

　このように介護の専門性が社会的に認知され，超高齢化社会を背景に，地域包括ケアシステムの充実が社会的課題とされ，介護専門職が要請されていると同時に，様々な問題が指摘されている。厚生労働省によれば，要介護者数は年々増加傾向にあり，それに伴い，施設でも在宅でも介護を受けられない，いわゆる「介護難民」が，今後，社会問題となっていく可能性が高いとされている。そのため，介護支援専門員や介護福祉士・訪問介護者などの介護人材の質・量両面にわたる確保が課題とされている（厚生労働省，2013）。特に，介護福祉士や訪問介護者においては，処遇改善とキャリアパスの形成が必要だと認識されている（厚生労働省，2011）。

　医療・看護・介護は社会的必要性が高いが，問題が山積していることを，誰もが認識しており，様々な問題解決が図られている。しかし，現代社会においては，様々な要因が複雑に絡み合っており，なかなか改善が見られない現実が

ある。本書が支援における「専門職 - 要支援者」関係を焦点化する理由は，ここにある。本書が議論したいことは，このように問題を細分化し，原因を抽出し，個々の原因を解決していく「既存の解明方法」そのものであり，これらの既存の解明方法だけでは，複雑化した問題の解決に結びつかないのではないか，という問題意識である。

　既存の解明方法では，医療・看護・介護は次のように捉えてきた。医療とは，人の身体の内側で起こっている複雑現象を，自然科学的反応と捉え，臓器別，細胞別へと要素還元的に追求し，形態的・機能的異常を問題とし，その標準的正常化を，医師の多大な努力の結果としてもたらさせる「正しい知識」や「正しい技術」をもって行い，健康状態へと至らせることを使命としてきた。看護とは，ライフスパンに沿って患者の人生を分節化し，病気や身体的変化・生活上の変化を発達段階別に対象化し，その発達段階における基準を「正常」，そこからの逸脱を「異常」と捉え，専門的知識と技術をもって，正常化しようとする営みである。介護とは，生活における機能全般を自立して行えることを「正常」とし，そこからの機能不全を「異常」とし，そこに生じた差異を不足と捉え，それを補完することで，要支援者の生活上の機能的正常化を図ろうとする営みである。

　このように，医療・看護・介護における専門家と要支援者の関係においては，正しい知識や技術は専門家側にあり，それを用いて「何らかの異常や欠陥を抱えている要支援者を一方的に支援する」という構図が自明のものとされてきた。しかし，このような構図が強化されるに従って，様々な問題が起きている。このような社会への問題提起の現れが，全人的医療や全人的アプローチ（池見，1982），終末期医療におけるホスピス運動（du Boulay, 1984/1989）（柏木，1997），そして認知症ケアにおけるパーソンセンタードケア（Kitwood, 1997/2005）であると位置づけることができる。しかし，これらの提起は，カリスマ的存在が切り開いた「特別な実践」という印象が強く，日常的に誰でもが実行可能な知識になっているとは言いがたい側面がある。

　そこで，本書では，徹底的に相互関係から現象を捉え，医療・看護・介護における既存の専門家 - 要支援者関係を問い直し，誰でもアクセス可能な，〈生きづらさ〉を抱える当事者に対する新たな〈支援〉の可能性を見出すことを目的

とする。

2）本書の構成

本書は 6 章から構成されている。第 1 章では，本書の目的と意義について整理し，一人称のエスノグラフィーを用いて，本書の基盤となる問題意識について概説する。

第 2 章では，現代社会における医療・看護・介護における支援をめぐる問題において，本書が採用したグループ・ダイナミックス的アプローチが，どのような意味で重要となっているのか，について論じる。人間科学とは，自然科学の鉄則が通用しない現象を対象とする「もう一つの科学」であり，グループ・ダイナミックスは，その人間科学の一分野である。グループ・ダイナミックスでは，人々と環境の総体としての「集合体」の動態を研究対象としており，どのような集合体も，その集合体ならではの全体的性質「集合性」をもち，「私たちに様々なものが現前するのは，ひとえに集合体のなせるわざである」という前提に立っている。次に，3 つのフィールドワークの理論的基盤となる大澤（2011）の規範理論について紹介する。規範とは，想定可能な行為（と認識）の（無限）集合のことであり，どのように規範が形成され変容するのかを「身体の溶け合い」「第三の身体」という概念を用いて説明する。

第 3 章では，住民が感じる〈生きづらさ〉に寄り添う〈支援〉について論じる。現代医療における支援をめぐる問題，特に「医師 - 患者」関係に焦点をあてて議論する。具体的には，フィールドワークを通じて出会った 2 人の医師と住民との互助活動について取り上げた。第 1 節では，近代医療の問題点として，①患者という人間ではなく，患者の「病気」だけが医療の対象とされる傾向があること，②病気の専門家である医師と患者の間に，「強者 - 弱者」の関係が形成される傾向があることを指摘する。そして，この関係を基盤とした構造自体が住民に〈生きづらさ〉を感じさせているのである。

さらに，それらの問題点を，Foucault の〈生 - 権力〉が閾値を超えて過度に強化された帰結であることを論じる。次に，第 2 節では，フィールドワークに基づいた，2 つの問題点を克服する実践例を紹介する。第 3 節では，まず，〈生 - 権力〉概念を，規範理論に基づき再定位する。すなわち，「(a) 原初的な規

範形成プロセス → (b) 規範の抽象化 → (c) 規範の過度の抽象化 → (d) 原初的規範形成フェーズへの回帰」という一連の規範変容プロセスにおいて，「〈生-権力〉」の形成・強化は (b) の最終段階，〈生-権力〉の過度の強化は (c) に対応することを論じる。それに対して，上記の実践例は，(d) 原初的規範形成フェーズを具現化したものであり，したがって，過度に強化された〈生-権力〉を原因とする上記2つの問題を克服する方途を示唆するものであることを示す。

第4章では，母親が感じる〈生きづらさ〉に寄り添う〈支援〉について論じる。現代看護における支援をめぐる問題，特に子育て支援における「支援者-母親-子ども」関係に焦点をあてて議論する。具体的には，尼崎市にある「母乳育児相談室」の助産師福井氏の活動を取り上げる。社会的に孤立した母親に対する公的支援の多くは，①母親個人の能力不足・資質不足を対象化し，その不足の補完を目指していること，②母親の当事者性が看過されていること，③支援者が，無力な母親を支援するという非対称な指導関係が当然とされていること，を特徴としている。この特徴は，現代医療の特徴とパラレルな現象である。

一方，上記の活動では，母親の問題・欠点に注目して矯正するというスタンスはとられておらず，支援者と母親の溶け合う関係から生まれた母乳育児の意味を，母親と子どもに転移させることが目指されていた。さらに，支援者は，身体の溶け合いの中から新しい生き方（子育て生活）を模索するという未来志向的な姿勢，ひいては，母親の自信と能動性を育む姿勢を貫いていた。その能動的な姿勢は，支援者・母親から，待合室にいる他の母親をも巻き込んで共有されていた。

最後に，規範理論を援用して，上記の母親への支援活動を理論的に整理した。そこでは，①福井氏の母乳育児支援における前提としている関係性が，回帰のフェーズを通過した後の原初的な規範のプロセスにおいて重要であること，②乳房マッサージ・授乳場面における，福井氏-母親，福井氏-子ども，母親-子どもの関係性の変化について考察し，この2者間の母親の肉体〈乳房〉を介在させた「身体の溶け合い」を通じて，〈乳房〉の原初的な規範（意味）が形成され，母乳育児の意味が醸成されていく動的プロセスを明らかにし，③「母親

の能動性を育む」という規範が，同じ待合室にいる支援者，母親，他の母親の中で形成，伝達され続けていることによって，それぞれの母親にとっての母乳育児の意味の強化・安定が可能になっていること，を提示する。

　第5章では，要介護者・家族介護者が感じる〈生きづらさ〉に寄り添う〈支援〉について論じる。現代介護における支援をめぐる問題，特に在宅における認知症介護支援活動を取り上げる。具体的には，発症から24年間，在宅で認知症の妻Kさんの介護を行ってきたT氏とその支援者たちの活動を取り上げる。本書は，介護を負担と見なすことの問題点を指摘し，その問題点を克服する認知症介護の実践事例を考察することで，要介護者・家族介護者・支援者の「共育」を軸とする新しい介護のあり方を提起する。従来の認知症介護支援では，要介護者は，認知機能が欠損している状態，社会的・職業的機能水準の著しい低下状態とされ，その機能を補うだけの「介護力」が前提とされている。この特徴も，現代医療の特徴とパラレルな現象である。

　家族支援者であるT氏は，妻の病気を問題とするのではなく，ⅰ）支援の方向性を「妻が楽しくなるような介護」と定め，ヘルパーたちに支援を求めた。そして，支援者たちは，T氏の介護力不足を問題とするのではなく，ⅱ）今，必要な支援を「課題」とし，その課題解決を試みた。また，在宅での認知症介護が一般化される前から，ⅲ）支援者たちはKさんやT氏に寄り添いながら，日常生活の問題に共に向き合い，Kさん-T氏-支援者たちの間で溶け合う関係を通じた支援が長期にわたって行われていた。

　以上の具体的実践を，大澤の規範理論に基づいて分析し，次の諸点を示す。第1に，溶け合う関係を通じた支援によって，「介護＝負担」という等式が崩壊し，介護関係が「『支援があればできる』認知症を生きる人」と「それを支援する人」という新たな関係を生成していた，第2に，認知症を生きる人の世界とは，「未だ歩んだことのない新しい道」であり，在宅介護の現場は，規範（意味）の原初的形成の場となり，共に成長する「共育」的関係を醸成していた，第3に，認知症を生きる人は，〈プロレタリアートの身体を生きる〉のであり，彼らの願いとは「〈よく生きる〉こと」であり，そのため支援の発動点は常に要介護者側にあり，それを支援側が自覚する必要性を述べる。最後に，支援者に要請されている〈専門性〉とは，自らの生活世界から出て，相手の生活世界に

飛び込み，そこから必要な支援を考える態度であり，支援者が「専門家」という視座を降り，要介護者との「溶け合う関係」を楽しむ姿勢が，支援者と要介護者，家族介護者との関係性を変化させ，新たな支援を生み出す可能性に開かれていることを示す。

第6章では，本書を総括し，現代社会における〈生きづらさ〉に寄り添う新たな〈支援〉のあり方への提言と今後の課題について論じる。

第2節　私が感じた〈生きづらさ〉

本節では，著者の問題意識をより具体的に示すために，著者自身の生活史を一人称エスノグラフィー（宮本・渥美，2009）として提示する。特に，著者自身が今までに感じた違和感，および，看護学やグループ・ダイナミックスとの出会いについて述べる。このような方法を採用するのは，以下の理由からである。文化人類学者の波平（2010, p. xx）は，「『質的研究』は，根本的には，対象と自分自身との関係を問い直」すことだと述べている。こうした問いを抱くとき，「私は今どのような場所にいて，どのようなものに囲まれているか」，さらに，「対象や環境をどのように自分自身が見ているのか」を知る必要があり，体験の中で感じた違和感と「研究」は無関係ではなく，その違和感に気づき立ち止まること，そこに「問題の種」があると述べている。また，小田（2010）は，「方法論は経験に宿る（p. xi）」という。「研究の方法論も研究者の人生の経験のなかに埋め込まれていて，その中でよりよく理解できる（p. xii）」からである。

1）子ども時代に感じた「違和感」：父との関係

子ども時代に感じた「違和感」とは，父との関係においてであった。元々，私の父親は，非常に強い父権をもっており，「俺の言うことを聞いていれば，間違いはない」と断言するような人であった。また，子煩悩で社交的で明るい人であったが，非常に気性の起伏の激しい人でもあった。今でも鮮明に覚えているのは，小学校1年生のころのエピソードである。父が大好きだった私は，家の中で父の後ろをついて回りながら，ズボン下をずらして，父と遊んでいる「つもり」だった。始めは，父も「やめなさい」と笑いながら応じていたが，突然，

第2節　私が感じた〈生きづらさ〉

振り向き様に，父の平手が私の顔面に飛んで来た。覚えているのは，応接間のソファーで，鼻出血している私を見た母が，「何があったのか」と尋ねてきたことで，私は「わからない」としか答えることができなかった。さっきまで楽しく遊んでいたはずなのに，なぜ，突然顔面を殴られなければならなかったのか，当時の私には全く理解できなかったのである。

私には，3つ上の姉・3つ下の妹・9つ下の弟がいた。父にとって，弟は「特別」であった。理由は，「男であること」「家督を継ぐ存在であること」だった。私自身には，努力しても手に入れられない「父と弟の関係」があった。父が，弟を特別な存在として扱えば扱うほど，女である私は，「いらない子」というレッテルを貼られている思いがした。どれほど弟を特別な存在として，私が感じていたのかを示すエピソードがある。弟が1歳の時，弟をあやしている際に，私は誤って応接セットの机の角に，弟の顔をぶつけて，目の上に切り傷を作ってしまった。私はとんでもないことをしてしまったことへの後悔と，本気で「父に殺される」と感じ，父が帰ってきて許してくれるまで，恐怖のあまり，押し入れの中から一歩も出ることができなかった。

教育熱心な面もあり，中学生の頃から成績が伸びた私に対し，父は非常に期待していた。自分自身が家庭の経済事情から，国立大学の受験を諦めたことも手伝って，私にも京都大学や大阪大学などの難関国立大学への入学を非常に期待していた。しかし，私は，希望の大学，希望の学科にさえも，入学することができず，父の期待に応えることができなかった。そういう意味で，大学時代は，大学に「行く意味」が見つけられず，アルバイトに明け暮れる日々だった。

当時は，90年代，バブル経済の絶頂期であり，父への反発心からも，「就職は自分の力で探す」と私は意気込んでいた。最終的に，父の反対を押し切って，中堅の不動産会社に就職したのだが，1年でバブル経済崩壊のあおりを受け，倒産した。昨日まで「会社のために」と働いていた大部分の社員は，解雇通知の次の日から，出社してこなくなった。残った数人の社員と一緒に，退職までの間，広いフロアに溢れる書類や物の山を黙々と片付け続けた。

この体験は，私の中の「会社信仰」の崩壊を意味した。「会社に就職すれば，よき伴侶に恵まれ，幸せな結婚・人生が待っている」と信じていた私は，目標を失い，家に引きこもった。当時の私は，「このまま気が狂ったら楽かもしれな

い」,「死んだ方が楽かもしれない」,と部屋の窓から空を眺めつつ,そんなことばかりを考えていた。父に企業への再就職を薦められたが,日々の業務が,会社にとってどういう意味があるのか,全く見えなくなっていた私は,倒産のショックも手伝って,頑なに断り続けた。

2)心理療法・行動療法への「違和感」：心身症で苦しむ患者や家族との関わり

　生きる気力をなくし,家に閉じこもる娘を心配した母の薦めで,大学の恩師に今後の進路について相談することにした。大学の恩師と話す中で,自らが「心身症」に興味をもっていること,相手の顔が見える仕事がしたかったこともあり,ある現場を紹介してもらった。その現場が,大学病院小児科における「心療内科」の活動であった。心身症の専門医を中心に,心理士・社会福祉士・大学院生からなる治療チームに,「研修」という形で参加させてもらい,治療にあたることになった。

　治療は主に,医師は「身体」,心理士は「心」を対象としていた。軽い拒食症の様な体験を高校生の時にしていたので,摂食障害という病気のことは知っていたつもりだった。しかし,私にとって,「摂食障害」で命を落とす患者がいることは,衝撃的であった。身長が140cmほど,体重は20kg台,自分では歩くことさえできないほどやせ細った小学生の少女は,診察室で涙を流しながら「食べたくないのよ！」と叫んでいた。診療で関わっていた少女が実際に亡くなったことで,摂食障害による死が「身近なもの」として私に迫ってきた。また,社会にこんなにも心の病気で苦しんでいる子どもや親がいることにも衝撃を受けた。診察室で大声をあげて怒鳴り,医師や母親を罵倒している子どもに恐怖さえ感じた。ここで私は,個人的な体験と思い込んでいた「不登校」や「摂食障害」「引きこもり」や「自殺願望」と社会のつながりを知ることとなった。

　また,一般の治療とは異なり,診察では親の話を聴き,子どもには箱庭療法やバウムテスト[1]が行われていた。印象的だったのは,親の診察である。普段

　1　どちらとも心理テストの一種。箱庭療法とは,箱の中にクライエントが,セラピストが見守る中で,部屋にあるおもちゃを自由に使い箱庭を作成する手法。作った作品を言語化させ,クライアントの内的世界を表現してもらう。バウムテストとは,描画療法と呼ばれ,ここでは,「樹」「人」「家」を書かせ,それに心理士が解釈を加えていた。

の子どもの様子を情報収集し，行動療法的アプローチが可能な部分を探り，具体的な解決方法を模索していくのであるが，行動療法が効を奏したというよりも，「定期的に病院に来て，語る」ことが，治療になっているのではないかと感じた。

　一人の不登校の小学生3年生の少女を担当した時である。母親が，3人兄弟の真ん中である患児との通院時間が，患児との今までの関係を振り返る「特別な」時間になっている，と語ったのである。不登校になった直接的な理由は，最後まで見つからなかった。今まで，患児は手がかからなかったので，上の子や下の子を構い，真ん中である患児とゆっくり関わったことがなかった，と母親は振り返ったのである。通院時間が，患児にとっても母親を独占できる時間となり，半年ほどたった時点で，何かきっかけがある訳でもなく，学校に登校できるようになった。

　もう1つのケースは，発達障害のある小学低学年の少女，主訴は自慰行為であった。1年ほどは，母親との診察での話題は，問題とされた「自慰行為」であったが，行動療法の効果があったり，なかったりを繰り返す中で，患児の成長とともに，話題の中心が母親自身の障害受容へと移行していった。母親がその時に問題だと感じていることを話すことが，最終的には母親自身の患児の障害受容につながり，次々と起こる発達上の問題も，母親が自分自身で解決方法を見出していくことができるようになっていた。治療的関わりが問題解決を生み出すのではなく，「母親自身が問題を語る」ことで，母親自身が問題と感じている現象をあぶり出し，その語りに聴き手（著者）が応答する中で，母親が課題解決へと向かい，乗り越えているのではないかと感じた。

　このように「摂食障害」や「不登校」「問題行動」の治療に参加する中で，ある疑問がわいてきた。1人の人間を治療するために，「なぜ心と身体に分ける必要があるのか」，というものである。進学先を，医師か心理士か，と迷っていたが，身体と心の二分法への疑問が払拭できなかった。そんな時，元病院の看護部長という看護教員と出会った。自分の思いを話す中で，その教員は，私が学びたいこと，「それはまさに看護だ」と言及したのである。不思議にすとんと腑に落ちた。看護学が何なのか，全く知識がなかった中で，今まで自分が疑問に思っていたことに，答えをもらった気がした。この時，私は，看護学を学ぶた

めに看護大学への進学を決意する。

3）看護学生時代に感じた「違和感」：もう一人の〈私〉と向き合う困難さ
　看護学の学びは，大変ではあったが，楽しいものだった。しかし，3年次の臨地実習は困難を極めた。看護学生として，「こうあるべき関わり方」はわかっているが，行動に移すことができない〈私〉と向き合うことが，何よりも辛かった。成人看護学で担当した30代の末期がんの女性には，最後までがんに対する思いに寄り添うことができなかった。彼女は，3人の子どもの母親であり，一番下の子どもはまだ幼児であった。そんな小さな子どもを残して逝かなければならない彼女の気持ちを思えば思うほど，言葉にできなかった。「積極的治療」という希望のない状態で，懸命にリハビリをする彼女の姿は痛々しく，一時的に関わるだけの看護学生ごときが軽々しく話題にできないと感じた。精神看護学では，精神疾患の患者のそばにさえ行けなかった。担当した患者は，脳血管障害由来のうつ病の患者だった。自発的発話がなく，ほとんどコミュニケーションができない彼女のそばで，一日中，一緒に病室の天井を眺めて過ごした。精神疾患の患者は，自分自身が同化するのが恐ろしくて，担当すらできなかったのである。小児看護学で担当した小学3年生の少女は，難病を患っていたため，長期入院を余儀なくされていた。好きな看護師には甘え，嫌いな看護師には罵声を浴びせる，母親がくれば幼児のような姿を見せる彼女の豹変ぶりに戸惑った。彼女には，いくつもの「顔」があるように思えた。同時に，相手が子どもであるが故に，「私が理想とする患者」にしようと関わっている〈私〉に出会った。「いくつもの顔をもち，相手によって豹変する患者」と「相手を自分の思い通りにコントロールしようとするずるい〈私〉」に出会い，最終日は患者のところに行くことができなくなった。母性看護学では，順調に出産し，待望の赤ちゃんを抱く幸せそうな母親に対して，看護師の存在価値を見出すことができなかった。保健師の地域実習では，「地域に何が起こっているのか」というテーマで，自宅で精神疾患を患う夫の長期介護をしている妻に聞き取り調査を行った。まとめの段階で，保健師が何をする専門職なのか，全くわからなくなってしまった。
　このように臨地実習での経験は，「失敗」の連続であった。しかし，出会った

患者たちに教えられたことがあった。「看護の現場を知らないものは『看護学』を語れない」ということであった。大学進学は看護学を学ぶためであり，看護師になるつもりが全くなかった私は，この時，看護師として働くことを決めた。当時は，最先端治療や ICU で活躍する看護師に魅力を感じていたが，病院見学を進めていく中で，私のやりたい看護とは，「患者の生活に密着した看護である」と感じるようになり，最終的には，地域密着型の中規模の公立病院に就職することに決めた。

4) 看護専門職として感じた「違和感」：生活の中の「治療」の意味と専門職の権力性

　就職した公立病院は，工業地域に隣接する病院で，生活保護や低所得層の患者が多かった。その病院は，昭和 40 年代に設立された病院であり，最先端治療はできないが，地域の人々からの信頼は篤かった。内科に配属された私は，入退院を繰り返す患者が多く，看護師と患者の距離が近いことに驚いた。特に，血液疾患の患者が多かったため，半年～1 年という長期入院の患者も多く，初めて患者の死に対面した時に，先輩看護師がポロポロと涙を流していたのがとても印象的だった。同時に，「患者の死に立ち会った時，泣いてもよい」と教えられた気がして，「看護師は泣いてはいけない」と思い込んでいた私は，気持ちが楽になった。

　この病院で出会った患者たちが，「教科書には載っていない大切なこと」，つまり，生活の中における「医療・看護」の意味の大切さ，を教えてくれた。そして，彼らは，今も私の看護学の〈師〉となっている。採血を何度も失敗する私に，「なんぼ［何回］でも刺したらええよ」と両手を差し出してくれた肝疾患の患者，死の 1 週間前に，病棟の看護師全員に「お世話になりました」とあいさつした末期がんの患者，長期のステロイド服用の副作用で，人工骨頭置換術を受け，手術後に「杖歩行はかっこわるいから」と拒否した 18 歳の男子高校生，ステロイドの副作用のムーンフェイス（顔が満月のように腫れる）が嫌だと，泣いて服薬を拒否した血小板減少性紫斑病の 20 歳の女子大生，突然の頭蓋内出血で植物状態に陥った特発性血小板減少性紫斑病の 40 代の働き盛りだった男性患者，身内に引取り手がないために，1 年以上退院できない難病の高

齢の女性，病院という治療の現場で，生き様を見せていただいたと感じている。身寄りがなく，退院して帰る場所がない彼女は，積極的治療がないために，医療者から見放され，看護師の顔色を見ては，「湿布剤を処方してほしい」と懇願した。新人だった私は，他の患者と同じように対応したつもりだった。すると，「親切にしてもらったお礼」といって，袖の下からコーヒーの缶を差し出されたときは，胸が痛んだ。当たり前のことをしただけなのに，お礼を言われる理由が見つからなかった。「帰る場所さえあれば，こんな卑屈な思いまでして病院に居る必要はないのに」，と医療・看護の限界を感じた。

　今でも忘れられない患者がいる。それは20代の糖尿病の男性であり，2週間の教育目的で入院してきた。理解力が低く，糖尿病教育は困難を極めた。関わる中で，衝撃の事実を知ることになる。入院前の職業は新聞配達で，住み込みで働いていたが，この教育入院のために解雇されたというのである。退院後，住むところがないという。看護師の私にとって，「教育入院」とはコントロール入院であり，通常の入院からすれば，緊急性はない。その「教育入院」で，仕事と住居をなくす人がいることに，衝撃を受けた。医師の「入院」という言葉に潜む権力性を感じずにはいられなかった。

　医師との知識と権力の差異も感じた。私自身，看護学を大学で学んだ者としての自負があった。論理的に根拠をもって話すことで，患者を納得させることができると信じていた。しかし，現実は違った。看護師の病棟運営について医師との意見が合わないことがあった。看護学の大切にしていることは，医学の前では全くの無力であった。何度，看護学上で大切なことがあると説明しても，医学上問題がなければ，取り合ってはもらえない現実があった。また，患者に，正しい知識を持って，何度説明しても納得してもらえないことが，医師の5分の説明で了解を得ることができた。「知識」が納得を生むのではなく，「医師が説明すること」が納得を生むのである。

　看護師同士の間でも，ケアにおいて知識と権力のコンフリクトが生じていた。褥瘡の処置について，ベテラン看護師の行った処置を「古い知識」として否定し，その処置を継続せずに，「新しい正しい知識」を用いた処置をやり直す中堅看護師がいた。患者にとっての治癒を考えた時に，「どちらの知識・処置が正解か」ということが大切なのではなく，本当にその処置が患者の益となってい

るのか，という視点が欠けていることに，疑問をもった。

5）研究者として感じた「違和感」：研究者の「客観的アプローチ」の欺瞞性

　臨床現場は，様々な思いが交錯する場所である。同時に，一つ一つの体験は，意味づけする間もなく通り過ぎていった。3年間の臨床経験は，私に様々な問いを与え続けたが，何一つ，自分の中で解決することができなかった。第一子の出産を終え，育児休暇をとり，職場復帰を考えていた時，母校の恩師から，「大学に戻ってこないか」との誘いを機に，母校へ戻ることとにした。臨床が中途半端なのではないかという気持ちが強かったが，消化不良になっている様々な問いについて考えたいという思いと，小さい子どもを抱えての夜勤への不安もあったためである。

　助手として働く中で，研究の機会をもらうことができた。大学内の研究助成を受け，病院から在宅へ移行する際の困難性について，対象者のケア・ニーズに注目して実態調査を行った（鮫島・杉本・藤井・奥野，2002）。具体的には，ある病院の退院から在宅療養への移行を支援する部署（在宅医療室）と連携し，病院から在宅へ環境移行した家族の自宅まで出向き，インタビュー調査を行った。なんとか，論文にまとめることができ，協力者への報告として，調査対象者の自宅まで，論文を持って行こうとした時であった。ふと，調査対象者について客観的に記述している「調査対象の属性」の一覧の記述が気になった。そこには，ある家族関係について「夫婦仲はあまりよくない。母親と娘の関係は強いが，父親との関係はギクシャクしがち」と書いていた。その時，「もし私だったら，わざわざ時間を作って話した人に，自分の夫婦関係についてこんな風に書かれたら，とても不快だし，二度と研究に参加しようとは思わない」と感じた。結局，その家族のところには，自分の論文に「恥ずかしさ」を感じ，持って行くことができなかった。

　この頃，『看護大事典』（和田・南・小峰編，2002）の執筆の機会も得た。いくつかの項目の中で，「人間科学」を書きたいと申し出た。看護大学の講義の中で，「医学は自然科学，看護学は人間科学」と説明した先生がいた。しかし，「自然科学と対比されるような看護学にとっての『人間科学』とは何か」という問いがそのままに手つかずになっていたことに気づいたからである。「看護」

と「人間科学」というキーワードを検索する中で，1冊の著書と出会うこととなった。それが『看護のための人間科学を求めて』(楽学舎編，2000) であった。その中には，「看護における人間科学とは何か」という問いに対する答えだけではなく，客観的アプローチの問題点や，身体と心を分ける二分法への答えまでもが書いてあった。とにかく，「ここに書いてあることが学びたい」，その一心で著者の一人である杉万俊夫先生に連絡をとった。すぐに返事をいただき，1時間ほど，思いの丈を話した。話し終わったあとに，「試験に受かれば，どうぞ」と門戸が開かれた。第二子の出産をはさみ，私は，2007年4月に大学院に進学し，様々な問いと向き合う機会を得ることになった。

6) 現代社会における〈生きづらさ〉とは何か

上述した一人称のエスノグラフィーから抽出される本書における問題意識とは，「実際に個人が抱えざるを得ない社会的属性による〈生きづらさ〉の問題」(野崎，2011，p.190) と支援をめぐる専門職の権力性の問題である。ここで問題とした社会的属性とは，出自や出生，容姿，病気や病，出産，老い，死，また，個人に所属していると考えられがちな能力や機能，社会的役割である。〈生きづらさ〉を抱えている時，人は他者から何らかの支援を必要としている。看護学を目指したのも，自分自身が常に「違和感」=〈生きづらさ〉を抱えていたこと，〈生きづらさ〉を抱えることで，支援を必要としている人が存在していること，を知ったからであった。また，看護師として働く中で，患者は，病気と向き合いながらも，支援を一方的に受ける存在なのではなく，「病」とともに生きようとする姿にこちらが教えられることも多かった。つまり，支援者と要支援者の関係が，相互関係にあると感じた。さらに，看護師や研究者になって感じた「違和感」とは，支援関係となった際，専門職としての社会的役割，技術や知識が，対象者に権力的に働くことの欺瞞性だった。

支援者と要支援者の権力関係については，第3章第1節で問題提起することとして，本項では，〈生きづらさ〉について簡潔に述べておく。大澤 (2011, p.26) は，現代社会において多くの人が感じている〈生きづらさ〉とは，「物語化できない人生」「物語にならない人生」と説明している。「物語にならない人生」とは，何のためにあるのかわからない人生，無駄な時間のように感じ取られてしまう人

生，有意義な結果に向かって行く過程とはどうしても思えない無駄な時間としての人生，を指す。私の場合は，男として生まれ家督を継ぐこと，父親の期待に答えるような大学に進学すること，よい会社に就職し，安定した収入を得ること，そのすべてに失敗し，自らの存在を肯定的に考えることができなかった。そのため，「引きこもり」という言葉すらなかった時代であったが，半年もの間，外に1歩も出ることができなかった。

　ここでの「物語」とは，「価値ある終結へと関連づけられている出来事の連なり」である。野口（2002）は，物語の作用には，2種類あるとしている。一つは，物語は現実を組織化する，もう一つは，物語は現実を制約する，ということである。つまり，物語は，不可解な現実を組織化し，一定のまとまりを持ったものとして理解させてくれると同時に，すでにできあがった物語，人々によく知られた物語がモデルとして参照されると，私たちの現実理解は一定の方向付けを受けるのである。

　〈生きづらさ〉を多くの人が感じているということは，マラブーのいう「新しい傷」を受けているということであり，「新しい傷」というのは，現実を，伝統的方法である精神分析のように，解釈して，物語の中に統合することが困難なために負うものである。それらは，主体の運命，彼や彼女の人生を意味付ける物語，彼らが前提としている象徴的なリアリティ，こうしたものを外部から理由もなく襲う撹乱要因にとどまり，そうした運命や物語がリアリティの中に再統合され，有意味化されることがない，そういったリスクが現代社会に蔓延しているのである。「新しい傷」には3つのカテゴリーがある。1つ目は，外部から襲ってくる物理的な暴力であり，無差別テロや空爆などが例に挙げられているが，私たちに最も親和性が高い近年頻発している無差別通り魔殺人も，このカテゴリーに含まれている。2つ目が，精神生活の物理的・生物的基盤の破壊であり，アルツハイマーや脳血管障害などの脳の疾患が代表として挙げられている。3つ目が，非合理的で突然の社会的排除であり，突然解雇されるようなケースである（大澤，2011，pp. 33-34）。

　ここで大澤が問題としているのは，こうした「新しい傷」の原因ではなく，これらを解釈するための主観的な枠組みが崩壊したことである。主観的枠組みが崩壊すると，襲ってくる災難を有意味に解釈するフレームワークそのものが

壊れているので，不幸は不幸のまま，苦難は苦難のままで，新しい物語を得ることができないのである。そのため，不慮の事故で子どもを亡くした親が，いつまでも悲嘆の世界から出ることができず，何年も苦しむことが起きたりする。そして，こうしたリスクが物語化に抵抗し，新しい傷を刻むとき，また，そのような傷が社会的に蔓延したとき，これらのリスクの差異が消失し，いずれも不意に襲ってくる無意味な暴力であり，人生にとってみな同じような効果をもつものとして現れ，津波も無差別殺人も，それがもたらす社会的衝撃という点では，ほぼ同じになってしまう。

物語の欠如という問題は，個人のアイデンティティが抱える問題だけではなく，他者との関係において，独自の新しい問題も孕んでいる。他者を受け入れる場合，以前までは理解できなかったような他者と和解する場合，重要なことは「その他者の物語を聞く」ことだとされていた。しかし，現在は「その物語を聞くことで受け入れる」という前提が成り立たないような他者が出現したことが問題なのである。無差別殺人の加害者が声を揃えて言うのは，「誰でもよかった」という動機である。私たちは，こうした加害者の物語を聞いても，「わかった気分」にも「赦せる気分」にもなれない。物語を媒介にして，他者の敵対性を乗り越えるという方法が限界に達し，他者の他者性・敵対性が露呈している状態なのである。

医療・看護・介護の本態とは，「〈生きづらさ〉を抱えている人の〈よく生きる〉ことを支援すること」であると考える。その人の〈よく生きる〉ことの基盤となっているのが，生活世界であり，その生活世界を知識や技術を用いて支援するのが介護である。また，生活世界の中に病気や病が存在する。生活世界の中の病気や病を分節化・焦点化して，疾患に対する支援をするのが医療であり，その医療を支えるだけでなく，生活世界の中の病気や病をめぐる問題に共に向き合い，医療と介護の架け橋となるのが看護である。また，病気や病によって〈生きづらさ〉を抱えることになることもあれば，〈生きづらさ〉を抱えることによって，医療的支援，看護的支援，介護的支援が必要になることもある。支援に携わる専門家は，原因であれ，結果であれ，〈生きづらさ〉を抱える人が〈よく生きる〉ために必要な支援とは何かを検討することが，重要であると考える。

第2章

グループ・ダイナミックス的アプローチと理論的基盤

　本章では，現代社会における医療・看護・介護の支援問題において，本書が採用したグループ・ダイナミックス的アプローチが，どのような意味で重要であるか，について論じる。第1節では，現代社会における専門職支援において，既存の科学的アプローチから起こる問題点について，具体的事例を用いて考える。さらに，この問題を別の方向から解決するアプローチとして，グループ・ダイナミックス的アプローチ（杉万，2006b，2013）を提示し，その特徴と可能性について述べる。さらに，医療・看護・介護におけるグループ・ダイナミックス的アプローチの必要性についても言及する。第2節では，グループ・ダイナミックス的アプローチにおける基盤的理論の一つであり，本書の理論的分析基盤となる規範理論について概説する。

第1節　グループ・ダイナミックス的アプローチ

1) 既存の科学的アプローチから起こる問題点

　本項では，医療・看護・介護における専門職支援をめぐる既存の科学的アプローチによる問題点について検討する。その既存の科学的アプローチとは，「自然科学」を指しており，その根底にあるメタ理論とは，論理実証主義である。論理実証主義では，「外界／内界」図式を前提とし，内界とは無関係に実在する外界の事実を，言語で表現する。つまり，自然科学の知識とは，「外界／内界」図式に立った外界の写し取りが成果となる。そのため，自然科学の知識とは，外在的知識であり，人間がそれを知ろうが知るまいが存在している事実についての知識となる。例えば，医学における病巣であるがんは，人間がそれを発見する前から存在していた事実であり，人間がそれを発見したからといって，

変化することはない，とされている．

　このような研究スタンスに立つと，一つの方法論的鉄則が出現してくる．自然科学では，内界とは無関係に実在する外界の事実を言語に写し取るのが目的であるため，外界の写し取りが，内界の人間によって歪曲されることは禁忌である．そのため，外界の観察対象と内界の観察者を極力分離し，観察者の影響が観察対象に及ばないようにすることが求められている．したがって，「観察対象と観察者を一線で分離し，一線の向こう側に捉えた観察対象を，観察者は一線のこちら側から観察しなければならない」という鉄則が必要となる．

　次に，一つの具体的事例から，その問題点について検討する．その事例とは，知り合いのケアマネージャーから実際に聞いた話であり，入院した利用者が，治療も受けずに病院から追い返された，というものである．理由は，その利用者が，「看護師に暴力をふるった」からであり，「こんな危険な患者は入院させておけない」というのが病院側の主張であった．特に，認知症などの認知機能に問題のない利用者Aさんは，立つことはできないが，四つん這いにて自力でトイレに行くことができていた．しかし，入院時は，トイレ歩行は怪我をする危険度が高く，自立度が低いと評価され，「排泄時は看護師による介助が必要」とされた．しかし，Aさんにしてみれば，今まで自力でトイレに行くことができていたので，病院でも看護師を呼ばずに，一人でトイレに行っていた．看護師にすれば，排泄時は必ずナースコールを押すよう何度も指導するも，協力を得られないため，Aさんは，医療的指示の入らない「問題患者」とされ，認知症の疾患さえも疑われた．そこで，看護師たちは日中，Aさんを車いすに座らせ，ナースステーションで継続的に観察することにした．長時間座っていたので，Aさんは腰が痛くなり，「部屋に帰りたい」と申し出た．しかし，看護師は「できない」という．仕方なく自分で部屋に戻ろうとしたら，看護師たちがやってきて，慌ててAさんを押さえようとした．Aさんは，その看護師の押さえようとする手を振り払おうとしただけ，という．それを病院側は「暴力をふるった」とし，治療も始まっていないのに，自宅に返された，というのだ．このようなことは，決して特別な事例ではなく，ごく一般的な中堅病院で起こった出来事なのである．

　問題を整理してみよう．自然科学のメタ理論である論理実証主義では，「外

界／内界」図式を前提とし，「個人の内的世界」が存在しており，他方で「外的環境」ないし，「集団社会」が存在しているとしている。そして，ここでの問題の原因は，「個人の内的世界」に帰属している能力やアイデンティティにあると考える。まず，患者側には，認知能力不足の問題があげられる。看護師が，患者の安全を確保するため，「排泄時は必ず看護師を呼ぶように」と説明したにもかかわらず，勝手にトイレに行ってしまった。これは，患者の認知能力に問題があり，説明を「正しく」理解することができなかったこと，に原因があった。そのため，安全を確保するために，24時間，観察の必要性があるとされ，ナースステーションで継続的に観察することになった。しかし，その必要性も理解できず，「部屋に帰りたい」と要求し，「勝手に」部屋へ帰ろうとした。理解不足による問題行動を阻止するために，看護師は患者の身体的抑制を試みたが，患者は抵抗したため，医療的指示の入らない，病院のルールに従えない「問題患者」として，退院させられた。看護師側としては，患者のコンセンサスが得られておらず，説明能力に問題があった，と考えられる。さらに，看護上，必要な観察を行ったにもかかわらず，それに対して抵抗され，患者の納得を生むことができなかった。患者が怪我した場合は，専門職としての責任も問われかねない状況であり，このような対応が専門職として妥当だったか，という疑問は残る。また，病院の規範が，患者の日常生活とはかけ離れたものであり，その規範に従わなければ，治療も入院生活も成り立たないという点にも問題がある。さらに，患者にとっての基本的なニーズである「治療」そのものが受けられていないという根本的問題は，放置されたままとなっている。

　患者側だけ，病院側だけの話を聞けば，「相手が悪い」ということで済まされたのかもしれない。しかし，Aさん，医師，看護師，病棟，病院という環境も含めた集合体として考えた時，治療という患者の基本的ニーズが満たされておらず，そこに違和感が生じてくる。人間科学のメタ理論である社会構成主義の先駆者，Gergen（2009, p. 328, 著者訳）は，「（集団組織における）問題は協同行為の結果であって，問題は当事者たちの中にはない」と述べている。また，「問題ばかりが焦点化されると，次々に問題が生じ，問題だけが山積みになり，原因探しに追われてしまう。同時に，互いに欠点を指摘し合い，関係が悪化し，個人の精神状態が悪化する事態に陥る」と指摘している。

問題ばかりに気をとられ,「個人の内的世界」に原因を求めると, 解決の糸口が全く見つからず, 双方物別れに終わるという関係的問題が生じる。前述した看護師からすれば, 病院看護において重要なのは「患者の安全」であり, 転倒防止である。そのために, Aさんを勝手に歩かせるわけにはいかない。理解を得るために, ベッドサイドへ何度も足を運んだかもしれない。しかし, Aさんはいっこうにナースコールを押してこない。日中, 病室にて, Aさんを継続的に観察することは難しく, 苦肉の策として, ナースステーションで観察するという看護計画になったのであろう。しかし, Aさんには指示が入らず, 勝手に部屋に帰ろうとする。これだけ説明したのに, 行動が変容しなかったのだから, やっぱり認知（個人の内的世界において正しい判断ができない）に問題があると考えたのかもしれない。さらに真面目な看護師なら「何度も説明したのに, わかってもらえなかった。私に説明能力が不足していたのだ」と考え, 自分を責めるかもしれない。結果的に, 患者は治療も受けることができず, 病院から追い出された形になってしまったことに, 看護師は罪悪感を感じるかもしれない。「個人の内的世界」に原因が存在しているという前提に規定されすぎると, このような息苦しい関係を作り出してしまうのである。

2) グループ・ダイナミックス的アプローチの特徴とその可能性

本項では, 初めに, グループ・ダイナミックス的アプローチ（杉万, 2006b, 2013）について概説し, その特徴をふまえた後, 前述した問題点を, グループ・ダイナミックスの立場から見た場合, どのように説明できるのか, について述べる。

グループ・ダイナミックスは, 何らかの全体的性質をもつ人々とその環境の総体, すなわち「集合体（グループ）」を研究対象としている。集合体とは, これ以上切り分けることのできない何らかの性質（全体的性質）をもつ一群の人々とその環境の総体である。その全体的性質のことを「集合性」という。

グループ・ダイナミックスにおける環境とは,「物的環境」と「もの的環境」を含んでいる。「物的環境」とは, 自然環境や物理的環境のことを指している。もう一つの「もの的環境」とは, あたかも個々の人間の行為とは独立して存在しているかのような性質を帯びている, 集合体の動き（集合流）のことであ

る。一過性でもあり得た集合体の動きが，何らかの理由で繰り返され，ある程度，定型化されることによって，「もの的環境」となる。具体的には，制度，慣習，役割，文化，言語などである。「もの的環境」は，物質ではないが，あたかも物質（物体）であるかのような性質をもつ。例えば，「正月」という慣習的行事は，12月になると，あたかも電車が向こうからやってくるように近づいてくる。人々は，大掃除をしたり，年賀状を書いたりして，正月がやってくるのを心待ちにするのである。

　集合性は「かや（蚊帳）」にたとえられる。集合体は，何らかの集合性の「かや」に包まれている。医療の専門家と素人では，異なる「かや」に包まれている。同じ「かや」に包まれていることは，必ずしも，「かや」に包まれている人々が協力的な関係にあることを意味しない。対立抗争の「かや」もある。互いに悲惨な殺戮を繰り返す２つのグループは，それぞれ別個の「かや」に包まれていると同時に，２つのグループを同時に包むさらなる大きな「かや」にも包まれている。その大きな「かや」は憎しみの「かや」であり，その集合性があるからこそ，止めどなく殺戮の応酬が繰り返されていく。

　また，「かや」は多層的重複構造をなしている。前述したように，集合体Aと集合体Bを個別に包む二つの「かや」があり，それに加えて，２つの集合体を同時に包むもう一つの「かや」があることもあるだろう。個人は，このように多層的重複構造をなしている「かや」の結節点に位置している。

　次に，グループ・ダイナミックスの「ダイナミックス」，つまり，動態性について説明する。グループ・ダイナミックスでは，集合体を基本的に動いていく・変化していく存在として捉え，その動き・変化を研究する。そのため，先ほどの集合性の説明として，「かや」は十分ではない。集合性の多層的重複構造をイメージするためには，「かや」というメタファーは有効であるが，動的な説明をするためには不十分である。そこで，私たちは集合性の動態には「集合流」という用語を用いている。一群の人々とその環境があいまって動いてゆく，その動きが集合流である。私たちは様々な集合流の中に身を置いている。いかにも個人的と見える行為であっても，いくつかの集合流が合流してできる複雑な集合流の中で可能となるのである。

　続いて，グループ・ダイナミックス的アプローチの特徴について説明する。

グループ・ダイナミックスでは，従来の心理学と比較した場合，大きな特徴が二つある。一つは，内面世界（心や頭の世界）の捉え方，もう一つは，研究者の研究スタンスである。それぞれを簡潔に説明する。

グループ・ダイナミックスでは，グループの現象を説明する上で，個人の内的世界＝心（あるいは頭の世界）から出発しない。また，グループの現象を個人の心や頭の世界に還元して説明することもしない。つまり，心理主義の立場をとらないということである。心理主義は，人間とは「心を内蔵した肉体」である，という人間像を前提としている。肉体に内蔵された心には感情が宿り，心は様々な思考や判断がなされる重要な座とされている。しかし，周到に考察するならば，このような人間像は，特定の生育史的経緯および歴史的経緯の産物に過ぎない。

グループ・ダイナミックスでは，人間科学のメタ理論である社会構成主義に立脚し，「すべての行為（認識を含む）とその対象は，集合流の一コマとしてしか存立しない」ことを出発点とする。そのため，グループ・ダイナミックスにとって，「心を内蔵した肉体」という人間像は，数学の公理のような理論構築の前提ではなく，理論構築の過程で，その成立を説明されるべき定理のようなものである。また，グループ・ダイナミックスでは，グループの現象を心や頭の世界に還元して議論することは，慎重に回避する。

続いて，研究者の研究スタンスについて説明する。研究対象と研究者を一線で分かつ研究スタンスは，自然科学の鉄則であり，この鉄則の根底にあるメタ理論が論理実証主義であった。これに対し，研究対象と研究者を一線で分かつことができないとする研究スタンスが人間科学の前提であり，この研究スタンスの根底にあるメタ理論が社会構成主義である。

グループ・ダイナミックスでは，現象内在的なスタンスを採用する。前述した社会構成主義の立場を，より正確に言い直せば，「行為（認識を含む）とその対象は，何らかの集合流に内在して初めて存立し，それらは集合流の一コマに他ならない」となる。社会構成主義に立てば，研究者の行為や認識だけが特権的な位置にあるわけではない。研究者の行為や認識も，また，集合流に内在して初めて可能になり，かつ，その集合流の一コマとなる。例えば，研究者があるフィールド（研究現場）について認識を深めることができたとすれば，研究

者がフィールドの外部から観察しているのではなく，フィールドの集合流に内在したことを意味しているのである。

　では，以上の特徴をふまえた上で，グループ・ダイナミックス的アプローチからすれば，前述した事例は，どのように説明できるのであろうか。看護師の患者への関わりを「余計なお世話」だと現前させているのは，Aさんを包んでいる「かや」であり，看護師にとって，Aさんを問題患者として現前させているのも，看護師を包んでいる「かや」である。問題なのは，Aさんの認知能力不足なのではなく，また，看護師の説明能力不足でもなく，Aさんと看護師を同時に包む「かや」が不在だったことである。このように考えることができれば，事態の捉え方に幅が出てくるのではないだろうか。例えば，Aさんの家族に間に入ってもらい，3人で新しい「かや」を作り，看護師と家族，Aさんと家族の「かや」を作ることによって，看護師とAさんの「かや」を変化させる。他にも，ケアマネージャーとカンファレンスをもつなどして，別のアプローチ方法が考えられる可能性もでてくる。

　このように考えると，「行為（認識を含む）とその対象は，何らかの集合流に内在して初めて存立し，それらは集合流の一コマに他ならない」というグループ・ダイナミックス的アプローチが，人間関係において行き詰まりを感じることの多い医療・看護・介護において重要であり，様々な解決の糸口を提示できる可能性を秘めているといえるのである。

3）医療・看護・介護におけるグループ・ダイナミックス的アプローチの必要性

　本項では，医療・看護・介護におけるグループ・ダイナミックス的アプローチの必要性について述べる。これまで，人間科学の流儀で扱うべき現象が，しばしば，自然科学の流儀で扱われてきた。特に，アメリカで誕生した「行動科学」は，その代表例といえる。行動科学の本を見れば，記載してあるすべてのことが，万人に当てはまるかのように記述してある。さらに，看護では，自然科学的手法を参照し，それを，そのまま取り入れる傾向にある。しかし，本当に日本の現象に合っているかは，再度吟味する必要がある。佐伯（2008a）が指摘しているように，専門職化の流れの中で，「できるべきこと」がリストアップされ，個別化され，さらに医療事故が社会問題となる中で，危険防止，危険管

理的な意識が高まり,「できるべきこと」の項目が増えていき,行動主義的な指導方法で技術習得させる流れが生まれたことは,再検討の余地がある。

　自然科学と人間科学は,科学という「車の両輪」である。換言すれば,科学という知的な営みは,自然科学という知的営みと人間科学という知的営みの両方を包含している。しかし,従来,科学といえば自然科学であった。私たちが抱えている問題のすべてが,自然科学で解決できるのなら問題ない。しかし,私たちにとって重要な問題の中には,自然科学では手におえない問題もある。例えば,病気になることに不安を抱えている人にどう接したらよいのか,新人の専門職をどう育ててくのか,また専門職の高い離職率の問題をどう考えたらよいのか,在宅において生活を支えるための要支援者や家族への支援とはどのようなものか,などの問題に対し,強引なまでに自然科学の流儀で取り組んできた。あるいは,科学の外の問題,つまり人格の問題や能力の問題だとされてきた（佐伯,2008b）。

　私たちが直面する多くの問題は,大なり小なり自然科学と人間科学の両方を必要としている。特に,医療・看護・介護といった分野には,自然科学の専門性が求められると同時に,患者や家族への対応,専門職同士の連携などについては,人間科学の専門家であることが求められている。

　さらに広い視野に立って,環境問題や生命倫理の問題を考えてみると,自然科学の急速な進歩が,もはや,自然科学だけの問題ではないというレベルに達しているといえる。例えば,技術的に可能だからといって,どのような生命操作でも許されるわけではない。「可能なこと」と「実際に行うこと」の間には距離があるということを,人間科学の視点から声を上げる必要がある。このように自然科学を人間がコントロールしていくような問題は,協同的実践の問題である。つまり,自然科学の健全なありようにも,人間科学が非常に重要となってくるのである。

　グループ・ダイナミックスでは,人間科学の研究スタンスである「研究対象と研究者を一線で分かつことができない」ことを前提とし,当事者との協同的実践を展開し,その中で知識を協同で紡ぎだし,それを協同で発信することを学問的使命と考えている。そのため,人間科学の立場に立つ研究は,研究者と当事者の協同的実践として展開されるがゆえに,程度の差こそあれ,アクショ

ンリサーチ（実践研究）としての性格を有している（杉万，2006a）。

　本書が，フィールドワークを中心としたアクションリサーチに取り組んだ理由がここにある。川名（2010, p. 142）が指摘しているように，看護研究におけるこうした研究者 – 研究参加者（当事者）関係によって起こる現象は，実験研究などと比べ，研究者のバイアス（データに対する解釈の偏り）となるものであり，好ましくない現象として指摘されがちで，研究者が明確に登場しないよう工夫することが好まれる傾向があった。同様に，医療や介護においても，自然科学的アプローチが好まれる傾向にある。第 1 章第 2 節 5）において，私が感じていた違和感は，こうした研究者 – 研究参加者関係における矛盾に由来していたものであった。しかし，Morton-Cooper（2000/2005, p. 2）も指摘しているように，保健医療専門職は，最終的には大勢ではなく，クライエント個人とその家族に対応し，医学モデルによる既存の研究では，健康問題とそれに関わる現実的な生活世界への影響に対応することは難しいのである。医療・看護・介護において自然科学的アプローチが普及することによって見落とされてしまった〈現実〉，具体的な生活世界，〈臨床の知〉（中村，1992）をアクションリサーチにより再提示することが，本書の大きな主題であり，独自性となっている。

　アクションリサーチとは，「こんな社会にしたい」という思いを共有する研究者と研究対象者とが展開する協同的な社会実践を指す（矢守，2010, p. 11）。さらに，医療・看護・介護における〈支援〉関係を前提とした場合に引き寄せてみると，アクションリサーチとは，要支援者のより〈よく生きる〉という思いを共有する専門職と要支援者とが展開する生活世界における協同的実践そのものだといえよう。

　このような前提において，アクションリサーチの基本特性とは，a）目標とする社会的状態の実現へ向けた変化を志向した広義の工学的・価値懐胎的な研究，b）目標状態を共有する当事者（研究者と研究対象者）による協同[2])実践的な研究，である（矢守，2010）。アクションリサーチでは，「研究者が，ある集合体や社会のベターメント（改善，改革）に直結した研究活動を，自覚的に行っている」（杉万，2006a）ため，改善や改革へ向けた変化を目指している以

　2　矢守（2010）では，「協同」ではなく，「共同」が使用されているが，本書では「協同」を統一して使用する。

上，価値判断を避けて通ることはできない。また，当事者と研究者による協同的実践であるため，研究者と当事者との独立性を100％保障することは困難であるという事実を受け止め，むしろこの点を積極的に評価・活用しようとするものである。つまり，研究者と対象者は，共に当事者として，何が望ましい社会状態かについて価値判断をし，現状のベターメントへ向けて協働する。そのため，アクションリサーチでは，両者の間に一方的な優劣関係を想定しない。

　前述した2つの基本特性をふまえると，どのような条件でアクションリサーチはなされるべきか，考えることができる。まず，「価値」の調整が求められる時である。目標とすべき生活状態について大きな変化が生じている場合，それについて混乱や対立が見られ，何らかの調整プロセスによって多様な価値観の混乱や対立の収拾が期待されている場合である（矢守，2010）。私たちが想定している〈支援〉を必要とするような〈生きづらさ〉を抱える状態とは，生活世界が劇的に変化するような状態であり，「危機的移行」（山本・ワップナー編，1992）と呼ばれている。危機的移行においては，以前の生活世界が崩壊し，新たな生活世界の再構成・再構築を求められる。また，現代における〈生きづらさ〉の特徴とは，「物語化できない」ことであった（大澤，2011，p.26）。つまり，新たな生活世界の再構成・再構築に必要なのは，新しい物語（ナラティブ）である。物語（ナラティブ）は，対象世界を第三者として記述・予測する言明（セオリー）とは異なり，個別的な人間，集団，地域の「価値」を体現した言明，つまり主観的言説である。人々は，新しい物語（ナラティブ）を通じて，お互いの価値を表明し，調整し，再構成し，新たな価値を構築することが可能となるのである。

　次に，研究者／対象者間の固定した構造に変化が必要な時である。本書で紹介してきた医療・看護・介護における支援者と要支援者の関係性が，まさにそうであるといえる。近代化のプロセスの中で，支援者と要支援者の関係が，「強者‐弱者」の関係と固定化され，要支援者の機能や能力の不足が問題の原因とされていた。この固定化された構造自体が当事者たちの〈生きづらさ〉を生み出していると考える。構造が固定化されている以上，この関係性を当事者のみで変化させることは難しい。アクションリサーチの醍醐味は，研究者／対象者という構造そのものを転換させることによって，目標状態の実現を図ることが

できるのである。

　もちろん，アクションリサーチという「研究的に営みそのものの要・不要を自省しなければならない」（杉万，2006a）が，医療・看護・介護という支援活動においては，その必要性も大きい。特に，いのちをめぐって〈生－権力〉が織り込まれやすい現場であり，ケアという労働をめぐって〈ケア〉の根源的暴力性（天田，2004，p. 47）が露呈しやすい現場でもある。また，〈生きづらさ〉を抱えているのは要支援者だけではなく，支援者である専門職も〈生きづらさ〉を抱えている。労働としてのケアは，「感情労働」といわれ，職業内容に沿ってふさわしい感情の状態や表情をつくりだす，そんな感情の自己管理が要求されるような仕事であり，作業自体は明らかに労働なのであるが，自分の労働が差し向けられている相手に対して，まるで家族か友人か恋人かのような親密な付き合い方をしなければならないような仕事である（鷲田，2001，p. 206）。こうした職務には，燃えつきや共感疲労などのリスクが伴う。現実問題として，医師の過労死が顕在化しており（日経BP社，2007），職能団体である日本看護協会が看護職のメンタルヘルスケアに大規模に乗り出している（日本看護協会，2014）。また，介護職における離職問題も社会問題化されている（日経BP社，2012）。抜本的な対策が待たれているが，アクションリサーチによる現場改善の可能性も大いに期待されているといえるのではないだろうか。

第 2 節　理論的基盤：規範理論

　本節では，3つのフィールドワークの理論的分析基盤となる大澤の規範理論について紹介する。規範とは，妥当な行為の集合（無限集合）を指定する働きのことであり，どのように規範が形成され変容するのかを「身体の溶け合い」「第三の身体」という概念を用いて説明する。

1）原初的な規範形成プロセス

　大澤の規範理論については，杉万（2006b，2013）によるわかりやすい解説もあるが，以下では，本書に直接関連する部分のみに限定して紹介する。紹介に先立って若干の注意を促しておくならば，大澤の規範理論は，私たちがもっ

ている常識的人間像から見ればオカルトにも見える状態から説明をスタートする。その上で，いかにして，私たちが常識的人間像をもつに至ったかも説明される。そのオカルトにも見える状態こそ，身体(しんたい)の「溶け合い」である[3]。身体が溶け合うとは，文字どおり，身体と身体の区別がなくなること，さらにいえば，ある身体Aが別の身体Bになり，身体Bが身体Aになる状態である。

　身体の溶け合いは，特別な状態でも，オカルトでもない。実は，私たちが日常的に経験していることである。ここでは，その例を一つだけ紹介し，あとは，大澤（1990），杉万（2006b, 2013）に登場する多くの例に譲りたい。例えば，演劇を見ているとしよう。役者が崖っぷちに追いつめられる。その迫真の演技は，まさに演劇を見ている自分が崖っぷちに追いつめられているかのように感じる。思わず手に汗がにじむ。絶体絶命。しかし，ふと「我に返る」。そして，自分が崖っぷちに追いつめられてはいないこと，観客席で演劇を見ているだけであることに気が付き，ホッとする。しかし，ふと我に返るまでは，自分は誰だったのだろうか。ふと我に返るまで，自分は舞台の役者だった。そして，ふと我に返った瞬間，観客席の自分に戻ったのだ。このような劇的な例に限らず，私たちは，日常的に他者と会話や行動を共にし，共に笑ったり，泣いたり，熱く議論したりするとき，互いに溶け合っている。

　「他の身体になる」ことが，複数の身体の間で相互に，かつ濃密に生じる状態，これが身体の溶け合いである。身体Aは何度も何度も他の身体B，Cになる。身体Bも，身体Cも同様に他の身体になる。このような状態が，3つの身体の溶け合いである。

　複数の身体の溶け合いは，身体（ポジション）による経験の違いよりも，経験の共通性をクローズアップする。芳香を放つバラを囲む3つの身体，しかも，溶け合う3つの身体には，各身体（ポジション）からのバラの見え方の違いよりも，各身体（ポジション）に共通する芳香こそがクローズアップされる。この共通経験が規範（意味）を生成させる。

　ここで，「規範（意味）」という用語を正確に定義しておこう。規範とは，妥当な行為群（あるいは，妥当な認識群）を指示する操作のことである。規範と

3　身体の溶け合いは，大澤（1990）の用語では間身体的連鎖にあたる。

表裏一体の関係にある意味とは，規範によって妥当とされた行為にとっての対象の同一性である。妥当な行為とは，そのような行為が生じることが想定できる行為のことであって，正しい行為，欲している行為という意味とは異なる。例えば，授業中に私語をしている生徒を，教師が大声で叱ったとしよう。この行為は，叱られた生徒にとっても，叱った教師にとっても，決して愉快な行為（欲している行為）ではない。しかし，それが，いかに不愉快な行為であったとしても，「教師が大声で叱る」という行為は，過去の長い経験を通じて，教師にとっても生徒にとっても想定できる行為となっている。したがって，それは妥当な行為である。

しかし，ある医師が，診察中に突然，机の下からお弁当を取り出し，「お腹がすいたので」と食事を始めたらどうだろう。患者は，怒るも何も，ただただ，「今，ここで？」と驚くのみであろう。つまり，そのよう行為など，想定もしていない。これが，妥当ではない行為（非妥当な行為）である。

身体の溶け合いに話を戻そう。身体の溶け合いは共通経験をクローズアップし，この共通経験から規範，すなわち，妥当な行為群が生成される。芳香を放つバラを囲んで互いに溶け合う3つの身体に対しても，規範，すなわち，妥当な行為群が生成する。その妥当な行為群には，「いい香りだね」という発言，思わず鼻をバラに近づける仕草，等々が含まれる。

規範の生成と「意味」の生成はパラレルな関係にある。上のような妥当な行為群が生成されれば，目の前のバラは，もう単なるバラではない。それは，〈いい香りを発するもの〉としてのバラであり，〈思わず鼻を近づけたくなるもの〉としてのバラである。つまり，目の前のバラは，「いい香りを発するもの」，「思わず鼻を近づけたくなるもの」という意味を獲得する。

大澤の規範理論の大きな特徴は，規範が帰属される身体，すなわち，「第三の身体」という概念を軸に理論展開したところにある[4]。規範が，ある身体Xに帰属するとは，規範が，身体Xの「声」として発せられるかのようになることである。バラをめぐる規範（妥当な行為群）も，何らかの身体に帰属される。「いい香りだね」という発言は，いかに特定個人の口から発せられようとも，そ

4　第三の身体は，大澤（1990）の用語では，「第三者の審級」にあたる。

れは，第三の身体である身体Xの声を代弁しているに過ぎない。また，いかに特定個人が思わず鼻をバラに近づけようとも，それは，第三の身体である身体Xの声に従っているだけなのだ。

　第三の身体（前段での身体X）は，溶け合った3つの身体のいずれとも異なる，いわば4番目の身体である。3つの身体（ポジション）からのバラの見え姿は，皆異なる。したがって，3つの身体の共通経験のみから生成した規範の声を発する身体は，3つの身体のいずれとも異なる，「第三」の身体でなければならない。第三の身体は，3つの身体の共通経験を代表しながらも，3つの身体のいずれとも異なる多かれ少なかれ抽象的な身体である。

　以上をまとめると，複数の身体の溶け合いを通じて，それらの身体の共通経験がクローズアップされ，その共通経験によって規範（妥当な行為群）・意味が生成される。しかも，それと同時に，規範の帰属先である第三の身体も生成される。これが，原初的な規範の形成プロセスである。

2）規範の発達

　本項では，規範の発達プロセスについて説明する。自らの溶け合いによって規範（と第三の身体）を生成し，生成された第三の身体の声を聞くようになった身体たちを，第三の身体の作用圏にあるという。規範が生成された当初は，溶け合いによって第三の身体を生成した身体だけが作用圏に属している。しかし，作用圏のすぐ外部には，作用圏には属さない身体，つまり，作用圏内部の妥当な行為群（想定内の行為群）が通用しない違和的な身体が存在する。

　このような違和的な身体との接触によって，規範は大きな岐路に立つ。一つの道は，違和的な身体と作用圏内部の身体の間に溶け合いが生じ，違和的な身体が作用圏の中に繰り込まれるという道である（こうして，繰り込んだ側の規範が発達する）。もう一つの道は，想定外の行為を平気でとる違和的な身体を前に，作用圏自体が崩壊するという道である。規範は，違和的な身体と遭遇するたびに，発達か崩壊かという岐路に立つことになる。

　違和的な身体よりもドラスティックな事態は，異なる作用圏との接触である。この場合も，規範は発達か崩壊かという大きな岐路に立つことになる。崩壊するケースを先にいえば，接触した作用圏のいずれか，あるいは両方が崩壊する

可能性もある。しかし，ここに，「規範の伝達」が生じた場合には，大きな発達が可能になる。規範の伝達は，身体，事物，言語を媒介にして生じる。すなわち，規範の中身を色濃く担った身体，事物，言語が，ある作用圏から他の作用圏に伝達されるとき，規範が伝達される可能性が生じる。

作用圏Aから作用圏Bへと規範が伝達されたとしよう。この時，いかなる変化が生じるのか。まず，作用圏Aは，それまでの作用圏Bをも一部とするまでに拡大する。それに伴い，作用圏Aの規範は，作用圏Bの身体たちにも通用する程度までに一般化する。それと同時に，作用圏Bは作用圏Aの下位システムとして，作用圏Aに繰り入れられる。かりに，作用圏Bの身体たちが，それまでと同じ行為をしていたとしても，その行為は，作用圏Aの規範によっても妥当とされるように，新しい意味を獲得するのである。

では，作用圏Aから作用圏Bへと伝達された規範が，さらに作用圏Cにも伝達されたらどうなるか。作用圏Cは，もはや作用圏Aの下位システムになった作用圏Bの，そのまた下位システムに繰り入れられる。ここに，さらに大きくなった作用圏Aの内部に作用圏Bがあり，その作用圏Bの内部に作用圏Cがあるという入れ子構造が形成される。

このような伝達の連鎖がさらに続けば，作用圏Aの規範は，より多くの身体たちを作用圏の内部に包含することになる。いうまでもなく，その規範は，多くの身体たちに通用する一般的な内容に改訂される。こうして，当初の小さな作用圏の内部でしか通用しなかった規範は，大きな作用圏をもち，一般性を有した規範へと発達していくのである。

作用圏Aの内部から作用圏Bへの規範の伝達は，「交換」の形態ではなく，「贈与と略奪」という一方的な伝達の形態をとる。交換においては，必ず両者の間に共通のものさしが必要となる。つまり，両者の間に共通の規範が成立していることが前提となるのである。しかし，規範の伝達は，作用圏Aの側で捨てるがごとく規範の「贈与」が行われ，作用圏Bでは，感謝の「か」の字もなく規範の「略奪」がなされたときに起こる。つまり，規範の伝達は常に「一方的な伝達」となるのである。

また，このような規範の発達につれて，第三の身体は不可視の身体へと変じていく。前述のように，第三の身体は，溶け合う身体のいずれとも異なる「第

三」の身体であるがゆえに，そもそも具象的ではない。それは，基本的に，抽象的な身体である。しかし，原初的な規範の形成プロセスでは，第三の身体は，溶け合う具象的な身体のいずれかとオーバーラップする。その意味では，具象的といえる。例えば，先のバラの例で，溶け合う3つの身体のうち，Aは母親，BとCは小さな子どもだったとしよう。花に顔を近づけながら「いい香りだね」と言う母親に，バラなど初めて見たのに「イイカオリダネー」とオウム返しに応える子ども。そんな溶け合いから生まれる第三の身体は，多くの場合，母親の身体とオーバーラップする。これに限らず，母子の間では，様々な出来事をめぐって日常的に溶け合いが生じ，次から次に第三の身体（とそれに帰属される規範）が生成され，その多くが母親の身体にオーバーラップする。だからこそ，子どもにとって，母親の身体は格別な身体になる。

　原初的には具象的な身体（上の例では，母親の身体）とオーバーラップしていた第三の身体も，作用圏の拡大に伴い，次第にオーバーラップを減じ，不可視の身体になっていく。上の子どもは，翌日たまたま遊びに来たD君に，「イイカオリダネー」としたり顔で話しかけ，D君を作用圏に組み込むかもしれない。あるいは，「甘いバラの香りに惹かれて，王女様は……」という絵本のくだりに出会い，「イイカオリの何か」が「いい香りのバラ」という意味を獲得するかもしれない。そこでは，すでに，その絵本を理解する身体からなる大きな作用圏に，子どもが組み込まれたのである。その大きな作用圏にも第三の身体は存在する。それは不可視の第三の身体である。組み込まれた作用圏が，組み込んだ側の作用圏の下位システムになるのと併行して，組み込まれた作用圏の第三の身体は，組み込んだ側の作用圏の第三の身体の下位に位置づけられる（社長に対する課長のように）。

　以上に述べた規範の発達をまとめておこう。規範は，作用圏の外部にある違和的な身体を繰り入れることによって，また，その規範が別の作用圏に一方的に伝達されることによって，作用圏を拡大し，より一般的な内容の規範へと発達する。それと併行して，規範が帰属される第三の身体は，不可視の抽象的な身体へと変化していく。これが，規範の発達プロセスである。

　それぞれの身体は，生まれてから現在まで，無数の「第三の身体」の作用圏に入っている。そういう意味で，作用圏とは，多層的で，重複構造をなしてい

る。本書では，そのような無数の第三の身体の作用圏の結節点として，ある人を定義し，それぞれ固有に現前している身体と事物をその人固有の「世界」と考える（楽学舎，2000）。世界が現前するためには，a）世界が意味をもっていること，b）意味が必ず集合体の中で形成される，ということが必要である。つまり，ある人に何が現前するかは，その人がどのような集合体に属しているかによって決定されているということである。例えば，「ラジカセ（音楽を流すための道具）」という意味は，ラジカセという事物を，ラジカセとして当たり前に使用している集合体から形成されているのであり，「ラジカセ」がある人に現前するということは，ある人が，「音楽を流すための道具」として使用する多数の身体と，多数の事物（ラジカセ・テープ・歌詞カードなど）で構成されている集合体に属しているといえる。

　ここで，私たちの常識的人間像，つまり，「人間とは，心（あるいは頭の世界）を内蔵した肉体である」という人間像が，なぜ形成されたのかという点に触れておこう。これは，規範が高度に発達し，広大な作用圏が形成されたことの「効果」である。作用圏が広大になれば，いつでも，どこでも，第三の身体の声が聞こえてくる。それは，あたかも，声の音源（第三の身体）を胸ポケットに入れて歩いているかのような効果を生む。胸ポケットから聞こえる声，それこそ心の声である。

3）規範の発達の行方

　規範の発達はどこまでいくのだろうか。規範の一般化，作用圏の拡大，第三の身体の不可視化はどこまでいくのか。

　「いい湯加減の原理」というのがある[5]。温度が 30 度の風呂はほとんど水風呂である。夏ならともかく，冬場だと風邪をひくだけである。35 度。まだまだぬるい。37，38 度，ぬるめの湯が好きな人なら，いい湯である。40 度，熱めの湯が好きな人には，いい湯である。では，50 度ではどうだろうか。これでは，火傷しそうで，はいれたものではない。では，70 度ではどうだろうか。もうほとんど釜ゆで状態である。30 度から 40 度では，熱くするほど心地よくなる。

5　いい湯加減の原理とは，弁証法の量質転化のこと。

しかし、ある閾値「いい湯加減」を超えると、心地よい風呂が、殺人の道具へと、性質を一変させてしまう。

ある閾値（いい湯加減）を超えると性質が一変するという原理は、規範の発達にも当てはまる。閾値を超えて一般化し、広大な作用圏に当てはまる規範、例えば、「よく生きよ」という規範は、非常に一般的であり、広範な人々に当てはまる。しかし、そもそも規範とは何だったか、思い出してほしい。すでに定義したように、規範とは、想定可能な妥当な行為群を指示する操作であった。そして、その妥当な行為群を指示してくるのが、第三の身体であった。規範が有効に働くのは、ある可能性を妥当として他のものから区別し、意味を与え、この規定された可能性の領域を広げ、その境界線を外部へとシフトしていくからである。妥当なものとしての可能性が拡大すればするほど、妥当とされない他の選択肢との区別が生じなくなり、かえって多くの可能性が妥当な領域へと繰り込まれてしまう。このような状態になると、規範は、妥当な行為と非妥当な行為を区別するという操作そのものが極限状態に達し、その働きが完全に停止し、もはや存在しないのと等しい状態となってしまう。

私たちが、規範を逸脱した行為をとることはあっても、おおかたうまくやっていけるのは、私たちが、多くの場合、第三の身体（規範の声）に従っているからだ。規範は、私たちがそれに従えば、おおかたうまくやっていける行為を指示してくれる。では、誰かがナイフをあなたに向けたとき、「よく生きよ」という規範の声が聞こえたとして、あなたはどうしたらよいのか。逃げるべきか、立ち向かうべきか、あるいは、刺されるにまかせるべきか。「よく生きよ」という（過度に）一般化された規範は、確かに作用圏こそ広大かもしれないが、もはや、個別で具体的な状況でとるべき行為を何も指示してくれないということは、第三の身体の声が聞こえない状態である。つまり、閾値を超えて一般化した規範は、規範としての機能を失ってしまうのだ。

では、規範が閾値を超えて一般化し、その機能（妥当な行為群を指示するという機能）を失ってしまったら、どうなるのか。そこは、振り出しに戻るしかない。つまり、再び、身体の溶け合いを通じて原初的な規範を生成するフェーズに戻るしかない。こうして、話は、本節の冒頭へと回帰していく。

現在、交通・通信の発達によって、身体、事物、言語による規範の伝達は、ま

すます加速化されつつある．それは，様々な規範の作用圏が，他の作用圏を飲み込み，拡大していく過程でもある．また，社会の複雑化によって，今までは無縁に近かった規範同士（例えば，経済をめぐる規範と宗教をめぐる規範）の間にも影響関係が生じ，そこでも規範の伝達が生じやすくなっている．そこには，規範の一般化，作用圏の拡大が閾値を超えて進行し，もはや規範が失効状態に入りつつあることを示す現象が多発しているのである．

　原初的な規範を生成するフェーズに回帰するといっても，何もなかったかのように振り出しに戻るわけではない．医療・看護・介護の発展によって，私たちはたくさんの恩恵を受けている．この歴史的発展を活かすかたちで，身体の溶け合いと原初的な規範生成が実現できるような社会を目指す必要がある．そのためには，まず，身体の溶け合いを妨げる要因を排除していくことが必要である．固定した役割分担や，上下の落差が大きい階層構造，例えば，専門職と要支援者の関係もその傾向にあるが，これらは身体の溶け合いを妨げる方向に働いてしまう．だからこそ，より柔軟な役割構造，よりフラットな関係に切り替える必要がある．

　また，身体の溶け合いは，原初的な第三の身体を生成するプロセスでもあった．これは，第三の身体がオーバーラップする人物のリーダーシップの問題でもある．発達した規範，つまり，理念や理想を背景にしたリーダーシップと，溶け合いの中から誕生するリーダーシップは異なっているのである．身体の溶け合いを妨げないためには，横並びの関係，伴走しているような感覚が不可欠である．次章から提示する3つの活動におけるリーダーシップは，横並びの関係，伴走者としての感覚を大切にしている事例だと位置づけることができる．

第3章

住民が感じる〈生きづらさ〉に寄り添う〈支援〉

第1節　社会的背景と問題意識

　本節では，第1項にて，現代医療の問題点として，①患者という人間ではなく，患者の「病気」だけが医療の対象とされる傾向があること，②病気の専門家である医師と患者の間に，「強者－弱者」の関係が形成される傾向があることを指摘する。その上で，第2項において，それらの問題点がフーコーのいう〈生－権力〉が閾値を越えて強化された帰結であることを論じる。

1）現代医療の「2つの問題点」

　私たちは，近代医療の進歩によって，様々な恩恵を受けている。日本人の平均寿命は，男80歳，女87歳と，世界最高のレベルにあるが，これが，わが国の現代医療に支えられていることはいうまでもない。また，その医療に対する費用も，国民総生産に対する総医療費が先進5カ国の中で最も低い。このように，日本の現代医療は，技術の面でも，またコストの面でも，世界的に見て高い水準にあるということができよう。

　しかし，わが国の現代医療を，医師と患者の関係という視点から見るとき，大きな問題を抱えていることも事実である。その第1の問題は，患者という人間ではなく，患者の病気だけが医療の対象とされていることである。以下で，具体的な事例を紹介してみよう。

　1999年6月東北大学病院の前で一人の少女が交通事故に遭った。この少女は，目の前の病院には搬送されずに，別の病院へ搬送され，3時間後に亡くなった。この事件をテレビの取材が取り上げた。番組では，「大学病院の医師たちの多くは，目の前で倒れた人を診ることができないのだ」と放送された。そ

して，「大学病院の患者の70％以上は，他の医療機関からの紹介患者，端的にいえば，すでに診断がついている患者であり，なおかつ大学病院の医師たちの専門分野の研究対象にふさわしい珍しい病気の患者が多くなると告白する医師もいる。苦しいと訴える目の前の患者は，どこが悪いか全身を診て判断しなければならない。しかし臓器別，疾患別に細分化した大学病院の医師たちは，専門分野を診ることはできても，全身を診て判断する能力が退化してしまう傾向が強い。また全身を診て判断して，結局ありふれた病気だったら効率が悪いという意見も耳にした。自分たちの興味の対象でなければ，診たくないというのである。そうしたこともあり，大学病院での救急医療は，ほとんどまともに行われてこなかったのだ」と伝えた。またある国立大学医学部の学生は，「大学病院が，患者さんを『ノッペラボウ』にしている現実を先生方は誰も認識していません。患者さんひとり，ひとりの顔を大切にしていない。病気しか診ようとしていない」と語ったという（色平・山岡，2005，p.196）。

　ここから読み取れることは，医師たちが対象としているものが患者という人間ではなく，患者の身体が「機械の集合」として表象され，原因となる部位を特定することが可能となったために，疾患別・臓器別の「病気」だけが医療の対象とされているという現実である。これが近代医学において支配的な方法論であり，「人間機械論」「特定病因論」と呼ばれているものである（佐藤，1995）。「人間機械論」とは，基本的に人間を「人体」と捉え，その人体を機械に見立てる。その視点に立つ臨床医は，「機械が故障している。〈どこが〉おかしいのか」と考え，故障した部分を突きとめ，その部分の修理にあたるのである。この背景には，人体が「生理学」という機械運動としてシミュレーションされており，人体が臓器という機械的部分の集合により構成されていると見る「解剖学」，故障した部品（臓器・組織・細胞）がどのような形態に変化して見えるかという「病理学」，この３つによる学問的構造に支えられている現実がある。また「特定病因論」とは，病気が実体として存在していると考え，特定の因子をその病気の原因とみなす原因論で，他の医学から見れば，非常に特異的だと佐藤は指摘している。

　わが国の医療における，「医師－患者」関係が抱える第２の問題は，両者の間に「強者－弱者」という上下関係が存在しているということである。以下に，

その具体例を紹介しよう。
　大学病院である教授の外来についた医学生が，医師の患者に対する態度に疑問を投げかけている。精神科にうつ病で受診した患者が，医師の質問に答えられずうつむいて黙っていると「何で答えないんだ？　答えないならさっさと帰れ」という現実があるという（色平・山岡，2005，pp.196-197）。また，ある医師は大学病院での研修で，非常に印象的な場面について私に話してくれた。「首に湿疹ができた」といって，一人の女子中学生が皮膚科を受診した。皮膚科医は，「他に（湿疹が）出てないか確認するから，そこで衣類を脱ぐように」と指示し，若い男の研修医が何人もいる前で，その女子中学生を下着一枚にさせたという。そして，「他には出ていないようだな」と確認したという。このように理不尽に思われることでも，診察の場面では，患者は抵抗する術をもたない。「医師が話す」ということは，「力＝権力」として働いているのである。

2)〈生‐権力〉の生成と強化

　前項で，現代医療における2つの問題点，すなわち，①患者という人間ではなく，患者の病気だけが医療の対象とされていること，②病気の専門家である医師と患者の間に「強者‐弱者」という上下関係が存在していることを指摘した。本項では，近代医療が，フーコーのいう〈生‐権力〉を背景として進歩してきたことを指摘した上で，上記の2つの傾向は，〈生‐権力〉が閾値を超えて過度に強化された帰結であることを述べる。
　まず始めに，フーコーの〈生‐権力〉について簡単に紹介する。フーコーは，近代社会における権力がフランス革命以前の古い権力と異なることを明らかにした。そして，フランス革命以降の市民社会に特徴的な権力を〈生‐権力〉と名付けたのである。「古い権力」とは，権力の行使が，残虐極まりない処刑の中に現れるタイプのもので，人々から生命を「奪い取る」ことを本質的な特徴としている。しかし，フーコーは，このようなタイプの権力は，近代化とともにその重要性を失い，それと入れ替わる形で新しいタイプの権力〈生‐権力〉が，市民社会の隅々まで浸透していったと指摘した。新しい権力は，もはや人々から生命を「奪い取る」のではなく，逆に生命を「産出する」のである（市野川，2000）。この〈生‐権力〉にとっての重要な課題とは，社会の構成員をよりよ

く「生かす」ことであった。そのためこの権力は,「生命に対して積極的に働きかける権力,生命を経営・管理し,増大させ,増殖させ,生命に対して厳密な管理統制と全体的な調整とを及ぼそうと企てる権力(Foucault, 1976/1986, p. 173)」として機能するのである。

　フーコーは,19世紀末にピークを迎えたとされるヨーロッパ近代の特徴を,〈生 - 権力〉概念で捉えようとした。わが国は,ヨーロッパに大きく遅れて,19世紀後半から近代化の道を歩み出した。同じ近代化といっても,近代化の先陣を切ったヨーロッパと,そのインパクトを受けながら近代化を歩んだ日本では,近代化の内実には違いがある。しかし,明治以降の国家権力が,国民の「生」を増進することをもって,その権力基盤としてきたことは確かである。その事例として,公衆衛生という概念の発達と医療保険制度の発達を挙げることができる。明治維新を境に,日本の医療は,その主軸を大きく漢方から西洋医学へ転換させたが,とりわけドイツ医学との結びつきが強く,細菌学だけでなく,「社会衛生学」も早くから紹介され,伝染病の流行,工業化による労働環境の悪化などにより,社会政策への取り組みが本格化した。また,第2次世界大戦後には,占領政策により米国流の公衆衛生学が医学校に導入され,同時に衛生行政にも英米流の公衆衛生活動が導入され,伝染病,労働災害や職業病,公害による健康被害対策として大きく発展した(鈴木編,1990)。また,ドイツ流の医療保険制度も初期のうちに導入された。もちろん,制度自体は,社会主義弾圧の「アメとムチ」のアメとして導入されたものであったが,生命を生かす大きな方向付けがなされたことは事実である。そして,戦争などの紆余曲折を経て,1961年にすべての国民が何らかの形で社会的な医療保険によって包摂される「国民皆保険制度」が達成され,1973年の高齢者医療無料化によってピークを迎えるのである(市野川,2004)。

　〈生 - 権力〉とは,生命と非常に結び付いた権力であったため,近代医療の発展と密接に関係しながら強化されていった。その特徴として,3つ挙げることができる。第1に,徹底的に患者を管理することが可能となった「病院」というシステムが確立したことである。第2に,方法論や医療技術の発展によって,処置や治療が反復可能になり,疾病を個別化し医学的に解明することが可能になった。第3に,国民の「生」が国に富をもたらすものとして位置付けら

れ，人口増大が国家政策の目的の一つとなったことが，近代医療の発展の原動力として働いたことである。これら3つをまとめるならば，〈生‐権力〉の強化は，人口増大という国家政策のもと，個別化された疾病を病院システムによって治療する営みとして進行していったといえよう。

このような〈生‐権力〉の強化は，当然，医療の現場における医師‐患者関係にも反映される。

（a）個別化された疾病を病院システムによって治療するには，医師は，個別化された疾病の専門家であらねばならない。患者も，そのような医師の専門性を見て，自らの疾病の治療をゆだねる医師を決める。

（b）また，そこには，疾病の専門家としての医師と，疾病に苦しみながらも医師に頼るしかない患者，という関係が形成される。医師は，金儲けに走ることなく，疾病の治療を最優先し，患者は，そのような医師の処方に素直に従う。

――これが，理想の医師・患者関係とみなされる。

実際，（a），（b）のような医師・患者関係によって，多くの疾病が治療され，国民の健康と長寿が実現されてきた。感染症などによる大量病死の危険から私たちを救いだし，衛生的で安心な社会を作り出してきた。本書の冒頭に記したように，わが国が世界最高レベルの平均寿命も，〈生‐権力〉に支えられて実現したのである。

しかし，〈生‐権力〉の強化が，いつまでも医療の充実と併行すると考えるのは，あまりにも単純である。〈生‐権力〉の強化が進むということは，医師・患者関係の現場では，上記（a），（b）の傾向が，一層強化されるということに他ならない。

前項で整理した現代医療の2つの問題，すなわち，①患者という人間を無視して，疾病のみを対象とする傾向，②医師と患者の間に強者‐弱者の関係が形成される傾向は，〈生‐権力〉が閾値を超えて過度なまでに強化された結果と考えられる。すなわち，〈生‐権力〉の過度の強化により，①疾病の専門家としての医師は，一人の人間としての患者など眼中になくなり，患者の疾病にしか関心をもたなくなる。また，②頼られる医師と頼るしかない患者の関係は，患者に対して，生殺与奪の権利を握っているかのような思いこみをしている医師をも生み出している。

では，この行き過ぎた〈生‐権力〉から現代医療が脱するには，いかなる方途があるのだろうか。その解決方法の一つを，フィールドワークで出会った2人の医師の実践の中に見出すことができた。

第2節 フィールドワーク：「ともに生きる・京都」，「でこその医療」

 本節では，現代医療の2つの問題を克服する方途を示唆すると思われる事例として，2人の医師の活動を紹介する。それは，早川一光（94歳），根津幸彦（61歳）という2人の医師が，京都市上京区西陣地区を中心に展開してきた活動である。

1）事例研究の経緯と方法

 私は，看護師としての職歴を経て，医療のあり方を人間科学（楽学舎編，2000）の立場から考究するために，大学院に入学した。そのような私の問題意識を考慮して，指導教授に紹介されたのが，早川医師と根津医師だった。指導教授は，終戦直後から早川医師を中心に西陣住民がつくりあげてきた「住民主体の地域医療」の変遷について現場研究を行っていた（杉万，2000）。

 私は，大学院に入学した2005年以来，主として，根津医師を中心とする市民ネットワーク組織「ともに生きる・京都」の活動にスタッフの一人として携わりつつ，その活動を参加観察してきた。とくに，2005年10月からは，週1回の集まり（サロン），月1回の食事会に参加し，2006年1月からは，月1回の世話人会にも参加し，行事の準備・運営にも積極的に関わった。

 また，同ネットワークの支持者でもある早川医師が，80歳になったのを機に開始した「でこその医療」（80歳でこそできる医療，という意味）にも間近に触れることができた。早川医師からは，彼の信条である「住民による住民のための住民の医療」に関して多くの話を聞くこともできた。

2）西陣における地域医療の歴史

 本事例研究で取り上げるのは，根津医師を中心とする「ともに生きる・京都」

と早川医師の「でこその医療」であるが，両者の歴史的背景を押さえておくために，終戦直後から西陣で始まった地域医療の歴史について簡単に述べておこう。その詳細は，杉万（2000）を参照されたい。

　終戦直後，全国の他の地域と同様，西陣も貧困にあえいでいた。劣悪な衛生環境の中で伝染病が流行しても，医療保険もなく，住民は医者にかかることもままならなかった。そのような中で，1950年，住民たちは，なけなしの金のみならず，机やベッド，往診用の自転車やカバンまで持ち寄って，西陣織工場の一隅に小さな診療所（白峯診療所）を作った。そこに医師として参加したのが，学生運動のため大学を追放された早川医師だった。診療所創設は，共産党の党勢拡大のための活動（オルグ）として行われた一面もあったが，その後まもなく，共産党との関係は途絶えることになる。

　白峯診療所は，1958年，堀川病院となり，住民の医療ニーズに応えるために，診療科を増やしていったが，住民主体の哲学は一貫して堅持された。病院拡充の費用の多くの部分は，住民出資によって調達された。ある高齢の住民は，「先生，こんど病院作りはるんやて」と，自らの葬式のために貯めてきたタンス預金を早川医師に渡したという。

　また，病院経営の面でも，住民主体の哲学が貫かれた。病院の最高意思決定機関である理事会の構成メンバーは，住民代表8人，院内代表7人と，住民優位の構成が取られていた。住民は，学区単位（小学校の校区）で組織を作り，自分たちの病院を支えていった。

　病院スタッフは，文字どおり，地域に足を運び，地域に分け入って，医療活動を行った。出来高払いの厳しい労働条件で西陣織を織る住民は，病気になっても仕事を休むことができなかった。そんな住民たちの中に，医師や看護婦が飛び込んでいって治療した。また，病院の事務スタッフは，住民たちに，行政から医療扶助（医療券）を支給してもらう手助けをした。スタッフの中には，どうしたら，住民に生活保護を受けさせることができるのかを知るために，自らが生活保護の受給者になったものまでいたのである。「長寿会」「ガンをなくする会」「半歩でもの会」（脳梗塞患者が，半歩でも歩けることを目的とする会）など，患者自らが，「自分たちの体は自分たちで守る」住民グループを結成していった。

医療スタッフと住民の近しい関係は，住民に忍び寄る新しい問題に，いち早く気づかせた。その問題こそ，高齢化という問題だった。往診に行くたびに顔を見ていたおじいさんを最近見なくなった。実は，奥の座敷に閉じこめられ，壁に糞便を塗りつけていた。こんな状況に，医療スタッフは遭遇するようになった。1972年，「老人問題研究会」を発足させ，1973年，全国の他の地域に先駆けて，間歇入院と訪問看護制度による高齢者医療への本格的取り組みが，堀川病院で開始された。

　また，地域の住民たちもこの取り組みに応えた。それが，1979年に発足した「堀川福祉奉仕団（以下奉仕団）」だ。独居高齢者の退院後のケアが地域での大きな問題となった。住民たちが大切にしたのは，「地域で暮らせること」であり，「地域で起こっていることは地域住民の中で解消していく」，「住民同士が支え合って，それを自分のこととして捉えて活動していこう」，という思いだった。まずは一人暮らしの高齢者を対象に，昼食会と健康講座，寝たきり老人に手縫いのオムツを送る運動を開始した。名称も一人同士がまた一緒に暮らしてもよいと『独身クラブ』になった。この活動を支えるために結成されたボランティアグループが奉仕団である。翌年からは「ボランティアスクール」を開催し，参加した者がその後登録し，援助するという体制をとった。

　しかし，1980年代に入ると，大きな転機が訪れた。白峯診療所創設以来の住民組織を支えてきた住民たちも高齢となり，往年のエネルギーを失った。また，院内では，病院経営を重視するグループが，それまでの住民重視を貫こうとするグループに対して優勢となり，早川医師をはじめ住民重視派の医師や事務職員は病院を追われることになった。そして1987年，早川医師は，自らが住民とともに創設した病院に辞表を提出した。

　根津医師が，堀川病院に着任したのは，1991年であり，住民重視派が劣勢になりつつあった時期である。早川医師を中心とした堀川病院の住民運動について詳細に知ったのは，着任後だったという。しかし，その思いに共鳴するところが多々あった。根津医師が着任した4年後，1995年1月に阪神・淡路大震災が起こった。京都市内の病院で医療チームが結成されたが，約2ヶ月後「祭りは終わった」と救援活動から撤退した。根津医師は違和感と怒りを覚え，これから何年も暮らしを立て直し，作っていかなければならない「被災者の生

活」と「自分の京都での生活」を切り離して考えることができなかった（根津，2007a）。そこで，自らで捜し，神戸市中央区のある公園に仮設住宅を立てている住民のところに看護師とともに支援に入った。最初は，毎週，落ち着いてからは月に1～2回，血圧を測り，ただ話を聴いた。神戸からボランティアが撤退していく中，その後も6年間，医療相談は続けられた。また被災地では，地域のネットワークを寸断された高齢者や障害者が仮設住宅に集められ，生活基盤がないまま「孤独死」として発見されることに問題を感じ，堀川病院で，「阪神大震災被災者支援バザー実行委員会」をたちあげ，物資や資金を集め，具体的な住民支援を続けた。

　同じころ，介護保険への社会の関心が高まる中，京都で根津医師は，1995年11月から全国組織の中の「京都での保健・医療・福祉を考える地域懇談会（以下，地域懇談会）」の代表を務めた。「公的介護保険」のあるべき原則について，院内を中心に議論し，講演会も開催した。地域懇談会では「公的介護」の考え方が導入されたことを評価しながらも，制度としての様々な問題点が見えてきた。公的保険の立脚点は，1）社会的入院をなくすシステムにする，2）障害者，老齢者が単身であっても在宅で生活可能なシステムにする，3）地域との関係を重視し，地域の中で生活を続けることが可能になるシステムにする，こととしながらも，「制度」で実現することは難しいことも見えてきた。

　同時に，根津医師は自分の足元でも勉強会「堀川病院で公的介護保険を考える（以下勉強会）」を1995年11月から月1回開催した。医師，看護師，病院事務，数十人が集まり，勉強会を進める中で，特に退院から在宅に関わる看護部門において，生活を支えるという視点での制度と援助の矛盾に気づいていく。在院日数の短縮化，患者会の形骸化，地域福祉への不連続性の問題など，議論を重ねていく中で，メンバーたちは「地域と病院とのつながりをもう一度見直そう」という思いを強くしていった。地域の担い手としての堀川病院の使命は，介護保険制度に求めることではなく，「公的介護」の内実を考えることだと捉え，「『地域連帯と共生』を取り戻すためには，どのようにしたらいいのか」という問題意識へと収斂していった。京都を拠点として全国組織に発展した「呆け老人をかかえる家族の会」（高見，1990）を講師に招いたり，マンパワー不足や資金不足に苦しんでいた「奉仕団」と共に勉強会を進めたりする中で，「本来の堀

川病院のあり方」を取り戻すべく，協同して具体的な行動を起こしていこうという思いを強く共有していった。

1998年2月，勉強会とともに会報「堀川病院で公的介護を考える」の発行に至った。そこで，奉仕団の高齢者が自分の健康問題を抱えながらも他の住民を支援している姿に励まされ，職員のボランティア結成の呼びかけ，独居老人の地域地図を作成し訪問の計画を立てる，入浴介助に医師や看護師を巻き込む，など具体的な案がでてくるようになった。彼らが問題と捉える「孤独死」とは，「死」を問題とするのではなく，「孤独死」に至る「生」そのものであり，地域社会の中，孤立無援の状態で放置されていることこそ問題と考える（根津，1998c）。また，「『孤独死』をなくそうの運動」とは，たとえ，死ぬ時が独りであっても，日常の地域での人間関係や，近所づきあいと，行政や医療・福祉サービスとの関係も含めて，縦横無尽のネットワークを作り上げていくことだという（根津，1998a）。そして「公的介護」とは，地域社会が連帯と共生のネットワークを結ぶことであり，向こう三軒両隣，隣近所が助け合い，支え合い，ともに生きていくことだとしている（根津，1998b）。

しかし，病院の経営方針は，このような会とは逆方向のベクトルへと進んでいく。外部から入ってきた事務方が執拗な方法で，今まで住民とのつながりを大切にしてきた職員を次々と異動，それに反発を覚えた会では，99年1月にある人事をきっかけに病院批判を会報（第12号）に掲載した。その会報を病院側は，「病院にとって都合の悪いことを載せたものを，病院に置くわけにはいかない」と，無断撤去した。同時に「地域と病院は車の両輪」と考える医療者や職員は経営側から排除されていき，病院との溝は深まり，勉強会への職員参加が減少していった。2002年，根津医師自身も堀川病院を退職し，今の診療所へ転職することとなった。

そのため，「堀川病院で公的介護を考える」という勉強会は，2000年2月に名称を「孤独死をなくそうの会」に変更し，「堀川病院」の名前を消した。このことは，病院との決別と事務拠点を失ったことをも意味した。そこから，専用電話を準備するとともに，活動の拠点の必要性が強く意識されるようになった。2001年8月念願の拠点（事務所）を堀川通りの東側寺ノ内に開設，活動を広げるために，NPO法人を獲得しようという案もでた。2001年10月臨時総

会を開催し，承認を得て，名称を「ともに生きる・京都」に変更，「NPO 法人（準）」と会報にも掲げるようになった。しかし，それも書類上の手続きの煩雑さや事務上の問題などで頓挫し，一旦会報から「NPO 法人（準）」の文字が消える（2005 年 6 月）。2002 年 2 月から週 2 回のサロンの開催，春・秋の交流会が始まり，会員同士の交流が活発になっていき，現在の状態となっている。

3)「ともに生きる・京都」の活動

「ともに生きる・京都」は，現在，「市民による福祉団体」として活動している。会員は，169 名（2017 年 3 月現在），運営の経済的基盤は，会員の年会費（2,000 円）によって支えられている。最高議決機関は，年 1 回の会員総会であり，毎年 6 月に開催されている。組織として，代表 1 名（根津医師），副代表 1 名，理事 2 名，監事 2 名（うち 1 名が医師）の計 6 名の役員を置いている。運営機関は世話人会で，月 1 度の世話人会において，その月の活動の詳細を決めている。「世話人」とは，基本的にはその月の世話人会に出席した者を指し，やりたい人が月単位でいつでもできるオープンシステムになっている。現在は役員も含めて 7～8 人の世話人が活動している。また，会報を毎月発行しており，部数は約 6,000 部，西陣地域を中心に，世話人や会員などで手分けして戸別ポスティングにて配布している。地方の方には郵送している。

会の目的は，「住民運動の発祥の地で地域連携と共生のネットワークの再構築を図り，『孤独死をなくす』こと」であり，主な活動は 3 つ挙げられる。1) 地域の交流の場を作りつながりを強める活動，2) ともに支え合う活動，3) 住民主導・住民主体の医療・福祉を目指す活動である。それぞれの活動について，具体的に説明する。1) 毎月，会報を発行し，例会（昼食会とお話）を開いている。昼食会は，すべて手作りで，四季折々の食べ物を楽しんでもらえるよう工夫している。時には，会員の持ち寄りがおかずの一品になることもある。その他に，春のお花見や秋の交流会，フリーマーケットなど野外の活動と，週 2 回（水，金）14：00～16：00 まで，サロンを開放し，茶話会，講習会，手芸教室など様々な行事を催していたが，現在は世話人不足のため，サロンは休止，行事も休止状態となっている。野外活動は，普段外出できない会員を送迎して外に連れ出し，他の会員との交流を楽しんでもらう機会ともなる。2) 制度やシス

テムにのらない，ともに支え合う活動としての機能を果たす。訪問して話し相手になったり，車椅子の外出をお手伝いしたりすることで，人と人のつながりを大切に，支援の必要な方と何か役に立ちたい方とを結び付ける。会の特徴としては，会員同士が助けたり助けられたりすることであり，例えば，一人の会員が，自分が病院を受診する時に，一人で行くことの難しい別の会員と一緒に受診する光景が見られることである。3) 要請に応じて，医師や看護師等が医療相談を受け，訪問したり，必要な機関につないだりする。現在の活動の中心は1) であり，2), 3) は必要に応じて行っている。

　2018年で，20年目となる「ともに生きる・京都」の活動であるが，すべてが，順風満帆に進んでいるわけではない。現在は会員が徐々に減り続け，活動費が枯渇状態にある。また，活動が定常状態となり，新しい人の参加がなかなか見込めない，などの問題を抱えている。実は会には，もう一つの活動があった。それは，形態としては2) の形をとってはいるが，前述の活動とは全く「質」の異なるものであり，他者の生活を支えることによって自分の生活を紡ぐ人たちへの支援である。S氏は，発足当時から参加している会員・世話人で，精神疾患・慢性疾患を抱え，自殺未遂，自殺企図もある高齢者である。毎晩枕元に包丁を置いて寝ており，「僕はいつ死んでもいいなと思う」と語っていた。そんなS氏に根津医師は，Y氏という高齢者の生活援助を依頼した（後述の【エピソード5】）。S氏は，朝一番にY氏を訪問し，薬や主食のパンなどを届け，Y氏と共に根津医師の診療所へ行き，リハビリをして，昼食を食べ，午後は自分が別の病院で診察を受けたりする。夕方，Y氏を再度訪問し，ヘルパーとの調整などを行っていた。帰宅が遅いと9時，10時になることもあった。しかし，こうした毎日の通院，Y氏への支援が，「死に投げ込まれそうになる」S氏の「生」をつないでいたのである。

　このような支援活動を広げたいと根津医師は考えていたが，役員や世話人の間で理解が得られず，何か活動を広げようとするたびに，頓挫するということを繰り返してきた。例えば，世話人の一人が，50個の弁当箱を譲り受けてきた。「先生，これで配食ができますよ」と言われたという。そこで，世話人会で「配食どうしましょうか？」と議題にあげたが，マンパワー不足や準備の煩雑さなどの反対意見が出て，結局実現しなかった。「ステップアップしたらつぶれる

なと思ってからは，今後の新しい展開を僕からは求めないようにしている」と根津医師は言う。今は，活動することで「つながっていること」を大切にしている。「イベント屋でええねん。でもイベントを通じて交流ができてくる。イベント屋をやってその波及効果みたいなので，場を作る。そのことで保険制度が変わったり，地方政治が変わるということはないし，そんなことを目指しているわけではない。この運動そのものが「モデル」となればいい」と話していた。

4）「でこその医療」

「でこその医療」とは，早川医師が現在一人で行っている「80歳でこそ，できる医療」を指す（早川，2007）。この「でこその医療」とは，2002年6月から自宅で「わらじ医者：よろず診療所」を開設し，医療制度を利用せず，保険医も捨て，白衣を着ることなく，薬や検査も使わず，聴診器と血圧計のみを使って行う診療のことを指す。診察費は基本的に無料であり，電話相談を基本とし，往診した場合もお金は一切取らない。電話に出るのは，早川医師か早川夫人，往診も一人で行くか，夫人と行くかである。頼りになるのは，聴診器と血圧計，そして自らの体の中にある「60年の臨床経験・人生経験」のみである。まさにそれが「80歳でこそ，できる医療」であり，「誰にもできない能力」，ただひたすら相手を「聴く」ことに徹する医療である。当時は，ラジオ出演，講演活動などの傍ら，年間300件ほどの診療を行っていた。電話はいろんなところから，また様々な相談がかかってきた。半分は"心の悩み"，あと半分は"医療に対する不安と不満"，後者は"医者に対する不信"と"人間関係の崩壊"についての相談であった。

早川医師の医師としての原点は，戦後の生き残りとしての使命だという。命をつなげられ，生き残らされた自分が何をすべきかと考えた時，2つの面があったという。1つが，「あの戦争はなんだったのか」を問うこと，2つめが「権力は信じてはいけない，脱権力，反権力」であった。誰のために医者になったのかという反省があり，住民から教わり，常に町衆が自分たちの指導者であり，大衆を守るための医学でありたい，という思いがあった。権力に対しては，常に疑いの目をもつべきだが，結局は知らないうちに権力に巻き込まれていく。

だからこそ,「医療の主体」は大衆にあるべき,そうさせないといけない,と感じたという。そして,戦後,大学の自治会で,授業料値上げの反対と,教授会の公開を要求した。その学生運動と,西陣の町衆による自立自衛の運動が共鳴したという。

そうして,西陣地区で50年,京都府美山町で7年,医療を続けて,気がついたら80歳になっていた。そして,半世紀以上の臨床経験を振り返ったときに,今までは「集団の医療」であったと気付く。チーム作り,制度作り,医療の総合化であった。80歳になって,これから人を集めて後継者を作ることは『偽り』である,だから一人でやろうと考えた。しかも,これからどういう医療を行うかと考えた時,夫人に「白衣を脱いだら」と提案された。それは,「白衣」=「権力」であることに気付いた瞬間であった。たどり着いた結論は,「捨てる」医療であった。だからこそ「白衣」を捨て,医療制度を捨て,保険医も捨てて,検査も捨てて,薬も捨てて,何もかも捨てて,診療所をやろうと思えた。残ったのは聴診器と血圧計であり,これで医療ができないかと考えた。もう一つの結論として「聴く」医療があった。みんなの訴えをただ「聴き」,何に悩んで,何に苦しんで,困ったときにすぐ電話できるような,そして医療費のかからない,そんな医療をしようと考えた。電話診療は,相手を直接診ることができない。ひたすら相手の訴えを「聴く」ことが必要である。しかし,聴くことによって,医師の言う「これでいいよ」という言葉の中に,臨床60年の経験が残っている。これが他の誰にもできないことであり,「80でこそ」できる医療なのである。

5) 2つの活動のエピソード

本項では,私が,「ともに生きる・京都」の活動と「でこその医療」の活動に触れる中で聴取した発言や,直接観察した事例を,エピソードの形で報告する。それらのエピソードからは,第1節で指摘した現代医療の2つの問題現象とは180度異なる医師の姿,医師と患者(住民)の関係を見て取ることができる。以下,第1節で指摘した2つの問題と対比するために,(a) 一人の人間としての患者(住民)と相対していこうとする医師の姿勢,(b) 医師と患者(住民)対等な関係,という2つの見出しのもとにエピソードを報告することにし

よう。

(a) 一人の人間としての患者（住民）と相対していこうとする医師の姿勢
【エピソード1：今までの医療活動を振り返って】
　すでに紹介したように，早川医師の医師としての人生は，住民とスクラムを組んで設立した白峯診療所とともに始まる。その後も，堀川病院を辞するまで，「住民とともに」という姿勢は，微動だにせず貫かれる。早川医師は，戦後からの人生を振り返って，「この町衆にどっぷりつかって，私も泥んこになりながら，町衆に語り，訴え，わめき，ともに喜び，ともに泣いてきた」と語った。

【エピソード2：これからの医療活動について】
　でこその医療において，早川医師が大切にしていることは，「ただ，ひたすらに（相手の訴えを）聴く」ということである。まず，診療所は自宅にある「居間」兼「茶室」である。時には，夫人が一服のお茶をたてる。相手の話を聞くためには，普通の部屋で，畳の部屋で，お茶を飲みながら語り合うことが大切であり，そのことによって，患者の「本音」を聞くことができるという。また，往診の際にも，夫人に茶道具を一式持参してもらうこともあるという。「"どこが悪いか"ではない。この人が，何に苦しみ，何に悩み，何をしてほしいのかが，（聴くことによって）わかってきた。そして，その人の苦しみや悩みを，ともに苦悩し，"してほしい"ことの一部でも解決できるように，努力することが治療なのだとわかった」と語った。

【エピソード3：現在の医療活動において大切にしていること】
　でこその医療は，「捨てる医療」でもある。白衣もない，薬もない，検査道具もない。使うものは，自分の身体と聴診器と血圧計だけである。まず，見る。顔色，呼吸づかい，皮膚の乾き，表情に始まり，体位変化による症状の変化を診る。そして，脈をとる。「僕の手が相手の体に触ることによって，驚くほど数多くの症状（情報）を，つかむことができる。体温，脱水状態，乾燥度，栄養状態はもちろん，その人の職業，その方の生活，果ては，気力，迫力，生命力まで，うかがい知ることができる。時によっては，その人の病気の予後，寿命の長短まで，知ることができる」。そしてこの年になって，患者の枕頭に立って，全感性を挙げて診ることが大切だと知ったという。「何も道具なしで，人様の

医療をあずかることになり，裸の身軽さと同時に，僕自身の全神経を総動員して，患者さんと裸で真剣勝負をしなくてはならない緊張感を，しみじみと味わっている」と語ってくれた。

【エピソード4：現代医療に対する思い】

　早川医師は，「まじめに医療する人が陥りやすい医療がある」という。「自分が治してやる，治さなくてはならない，治ったら，『でしょ，わかった』という立場が段々増えてくると，医療集団が住民を組織する。医療が政治になって，政治的に指導していく」のである。しかし，「住民主体の医療」は，「僕ら医療者が指導するという観念をもったら，続かない。管理するという責任を感じたら，住民がね，活力がなくなるねん。うまくやればやるほど，『お任せします』，上手にやればやるほど，『わしらがやらんと，任せたらいいんではないか』，どんな医療か中身も知らんと，お任せしますと。医療を神格化する，うまくいけば仏様神様『神業』，『先生は仏さんみたいな人や』といわれる。失敗したら，『鬼みたい』といわれ，落差が大きい。なんでかといったら，あらかじめ住民に納得と合点させずにやらすということで，科学をするもの医学をするものにとっての，研究者の落とし穴」に陥ってしまうのである。また「医療がだんだん機械化されて，僕らが手でしかわからなかったことが，胃の裏側までファイバーでわかる。そこまで来るとな，手だけでは勝負がつかん。どうしても使わんと，そればっかりを研究している大学に学びにいかなぁあかん。そうするとそれだけになって，専門技術というのはこれができるということが，最高の患者に対する返しだとみるでしょ。でも僕は違うという。技術ではなくて，病んでる本人，患者さんの心のもとに帰っていくことだ」と語った。「近代機械化医療というのが，だんだん分化していくわけですよ。胃腸科といっても胃袋ばっかりやる人と，肝臓だけでも，次から次へと分けていく。だんだんとブッシュ（藪）の中に入っていくようなもの，富士山の樹海の中に踏み込んでいく。そりゃ面白いわ，道のないところに道をつけていくんだからね。行って耕して，行って耕して。再分化されていくと，『わからんかったところがわかった』というすばらしさがあると同時にね，『すぐとなりがわからなくなる』という落とし穴が出てくる。そうすると患者さんが一番困って，どこへ行っていいのかわからなくなる。どの科にかかったらいいかと」。

だからこそ，早川医師に電話をかけてくる人たちが出てくる。「その人にかかりつけの親しい先生がいて，その先生に，電話するなり子どもを連れて行くなり，『先生ちょっと見てえな』という，人間関係ができていれば，僕のところには来ない。それがないから，電話してくる。なければ僕が代行すればよい。専門化されると機械化される，機械化が進んでいくと，受付を廃止し，コンピューターを入れる。カルテも電子カルテにして，患者さんにカードを持たせて，皆さんが自分で，全部する。医者がカルテを書かずに，検査データも，レントゲンも，CTの影も全部わかる。そうすると，『患者さんを見てへん』。僕のところに来た患者さんは，聴診器当ててみる，触診して，さわって，触れて，目を見て，叩いて……。（機械化で）すばらしくがんの初期のものも見つけられるけど，今度失うものはな，患者と医者の人間関係」である。

【エピソード５：患者に対する姿勢】
　根津医師の堀川病院時代，カルテに「受診に来たら拒否してください」と張り紙をされていた患者がいた。そのＹ氏はホームレスで，心臓・肝臓に持病を抱えており，堀川病院を受診したことがあった。しかし，それは泥酔状態，救急車での受診であり，経済的な問題から支払いもままならない「問題患者」だった。病院にとってＹ氏は「招かざる客」であった。ある年の１月の吹雪の晩，根津医師が当直の日，Ｙ氏は警察に捕まった後，そこで体調をくずし，救急車で運ばれてきた。根津医師は，Ｙ氏が「帰る」と言って騒ぐ中，説得し入院させてとどまらせた。根津医師は，その日のことをこう語った。「僕が宿直しているところに（Ｙ氏が）救急車で来たんや。僕が宿直の日は何でもOKっていうことを，警察・消防署・救急が全部知っているから，暗黙の呼び出しで『あそこいけ！　根津のとこなら取ってくれるから』って来たように僕は思う。証拠があるわけじゃないけど，僕が宿直したら変なんばっかり来るもん」「僕が宿直の日じゃなかったら（Ｙ氏は）僕の所には来なかっただろうし，来ても拒否されていたかもしれへんし。結局は泥酔していただけやったらから，吹雪の中やったからね。僕は『ほり出さへんからね』って言ってとどまらせた。どう言ったかはあまり覚えていないけど，引き止めることができた。吹雪じゃなくても入院を断ることはなかったけどね」。
　他の医師たちから，煙たがられながらも，根津医師は病院のケースワーカ

ーを通じて，定住居を見つけ，生活保護を受けられるようになるまで関わった。しかし，簡単に「普通」の生活に戻れるわけではなかった。結局，Y氏は2度，根津医師のもとから逃げ出して，自殺未遂を起こして帰ってきた。それからは，生活保護を受けながら，週5回のヘルパー訪問を受け，根津医師の診療所へ毎日通院し，また「ともに生きる・京都」の会員であるS氏から家族のような支援を受けながら，単身生活を送った。日常の生活動作レベルが下がり，脳梗塞を併発したあとは，根津医師の往診を受け，2009年に亡くなった。Y氏は生前，私のインタビューに対し，「根津先生には，ほんまに感謝している。あんな人おらんで」と語ってくれた。

【エピソード6：患者（住民）との関わりについて】
インタビュー中に，私が看護師時代に出会った自宅に帰れなかった長期入院患者（p.16参照）について，根津医師と議論になった。その時，私の「地域で少しの支援があれば，その患者は帰れる気がしたが，制度では救えなかったし，私は手も出せなかったし，責任ももてなかった」というコメントを聞いて，根津医師はこう語った。「それが『業務』で（患者と）つきあっている人。業務でつきあっているだけではだめで，隣の人，近所の人，もちろん一緒に住んでる人もいて，それは一緒のところで生きて，一緒のところで死んでいくんだという覚悟のもとやから，それを一生懸命決意したわけではないけど，当然のこととして意識の中にあるから。もっとつきあえるでしょ。制度はもっとつきあえることをつぶしていっている。近所の友達を来れないようにしている。つぶしてしまったあとで，（病院に）収容しておいて，この人帰せないどうしよって。自分でつぶしておいて，帰せないようにしておいて，この人帰せないどうしよって。そういう犯罪的なことを，実は犯してしまっている」。だからこそ，根津医師は，「患者（住民）とは業務でつきあうのではなく，家族や近所の人も含めて，一緒のところで生きていて，一緒のところで死んでいくという覚悟のもとにつきあいたい」と望んでいる。

(b) 医師と患者（住民）の対等な関係
【エピソード7：現在の医療における患者への姿勢】
早川医師は，一人の不登校の中学生Aさんの母親の相談をきっかけとして，

「内こもり研究会」を始めることになった。それは，本人，Aさんの母親，スーパーバイザーとしての元教員，Aさんの中学校担任，Aさんの家庭教師，そして研究者を巻き込んでの研究会となった。そこでは，不登校の原因を探すことはやめ，メンバーが対等な立場で，意見を出し合い，不登校の問題解決のゴールがどこにあるのかをも含んだ話し合いがなされた（新明，2006）。きっかけは，母親の相談になんとか答えたいという思いからであった。しかし，自分には経験がない。同時に息子さんから「一人で抱え込まない方がいい」というアドバイスを受け，息子さんの恩師のN先生をはじめ，担任，家庭教師，本人，本人の母親，研究者を巻き込んでいく。互いに学びつつ，変化しつつ研究会は運営されていく。しかし，3ヶ月を過ぎたあたりから，ゴールはどこかと早川医師は悩むようになる。そして，メンバー全員に「どこに僕たちのゴールを置いたらいいのだろう？　①娘さんを学校に行かせたら大成功なのか，②学校に行くのが嫌なら行かなくていい，そのかわり，これだけはしなさいと学校に代わるものを作ったらいいのか，③娘さんの得意なもの，特徴を引き出して，その道に行かせたらいいのか，これからもみんなで取り組みながら考えていきましょう」とFaxを送っている。最終的には，その3ヶ月後に，依頼者である母親の明確なニーズが見えず，ゴールも見えないまま研究会の開催は延期されることになった。

【エピソード8：自らの医療活動が生み出す新しい関係】

　ある朝，一人のおばあさんから早川医師に電話がかかってきた。中学生の孫のおしっこに蛋白が出て，近所の先生に診てもらったら「日赤病院に行け」と言われ，母親は仕事で手が離せず，大きい病院のどの科にかかったらよいかも全くわからないと言う。早川医師は，「ウン，いいよ。日赤病院に行く前に，僕の家に寄ってみて」と言って電話を切った。そして，日赤病院の新患受付あてに，手紙を書いた。午後になって，おばあさんから電話が入った。「先生，よかった。先生のお手紙見せたら，外来の先生がしみじみと"なつかしい。私こ　の先生にお世話になった。一緒に医療したことがある。"と，孫を見ないで，手紙ばかり見て……」と言って笑ったという。その外来の医師は，絵を描いて説明して，部活の許可と早朝尿と，食後2時間の尿をおばあさんが病院に届ければ，検査をしてくれることになった。おばあさんは，「もう，安心して，うれしくて

うれしくて……」と喜んだ。これが，60年にわたる京都での地道な医療活動であり，そのおかげでたくさんの人脈ができた。そして，早川医師の医療観を理解し，協力してくれる医師や看護師，人々がいる。こういう人たちで，困っている患者さんの周りを取り囲む。これが「でこその医療」を始めたことによる，もう一つの波及効果だという。早川医師のまわりに複数の"ボクの相談医"ができていたのである。これを「サード・ドクターズ」と呼んで，大切にその数を増やしてきた。1人の病人を多数の医師が関わって診るという考え方である。早川医師が患者を他の医師につなげる。その医師がまた連携する。そのようにして，ネットワークが広がりを見せた。

【エピソード9：あるべき医師–患者関係について】

根津医師は，堀川病院時代，広報に「医療への対し方を考え直そう」という題で，こんな文章を載せている。「受診するときの動機は，自分の健康状態が心配だから，健康状態が分る人（つまり医者）に見てもらって，適切な処置をしてもらおう，という所だと思いますが，白衣の呪術師の前へ出たとたん，それまで1時間も2時間も待たされて，いい加減立腹していたのに，そのことをおくびにも出さず，やたら下手に出て，ていねいな言葉を使い，言われたことをハイハイと聴き疑うこともせず出された薬を受け取っていませんか。確かにそのような患者さんは，医師の側からは楽なのですが，自分のためにはなっていないでしょう。医療機関は，自分の健康状態を知り，より健康な状態に回復するために利用するものなのです。決して，おまかせに行くものではありません。自分の健康は自分のものなのですから，自分の健康は自分で守るという姿勢が必要です。言い換えれば医師との関係にも適度な緊張関係が必要です。場合によって，医師はあなたに，食事，飲酒，喫煙，生活一般に対して制限を言い渡してくるかもしれません。自分の生活の質にまで踏み込んでくるからには，何か理由があるのでしょうが，自分で納得がいかなければなかなか生活が変えられるものではありません。因みに私も煙草を吸います。ですから他人に，禁煙を要求することはありません。そのかわり，こう言います。『今まで吸うてきたんやから止められへんわな。まあ，吸うたらええやん。そのかわり，命がけやで，一本一本，命がけで吸うてや。』ぞっとして止めた人もいます。これからの新しい医療・医師患者関係を模索して行かなければなあと思っています」

（根津，1992）。

【エピソード10：医者という仕事】
　根津医師は，患者向けの講演会「医者のお仕事」の中でこのように語った。「病気になってすぐに医者に行って，出せるものは何でも出しておきます。ようけ出したらいい医者だと思ってもらえるから。でも行ける人はいいですが，忙しくて医者に行けない人，普段ちゃんと食べてるから医者に行くのがめんどくさい人，その人たちが風邪を引いて，治らないかといったら決してそうではない。ほっておいても治る。下痢で大変な人，点滴します。でも点滴しなかったら治れへんかっていったら，みんな治っている。医者がみんなからありがたがられているけども，実際には健康を守るという医者が果たしている役割はあらへんのです。ほっといても治るものを薬出して，症状をちょっととる，熱をちょっととる，おなかの痛みをちょっととる，その程度のものです。ほっといたら5日で治るものを4日で治す，たったそれだけのことなんです」「医者は無力なんや。治るもんはほっておいても，治る。治らんもんは何しても治らん。その中で，ちょっとだけ痛みをとったり熱をとったりして，もうけてはる人はがばがばもうけてはるねん。皆さん一生懸命リハビリしてはりますよ。治るのは，勝手に治ってはるねん。僕らが何したからと違う。手足動かして，鏡見ながら，誰がしてるねん。自分でしてるねん。僕らは『場』を作っているだけ」「医療は，医者の仕事は，すばらしいものでも立派なものではなくて，治るものを治したような顔をして，医療を受ける皆さん側も，医者が治したんじゃなくて，自分で勝手に治ったのに医者にお礼を言うような構造になってる」。

【エピソード11：活動に対する思い】
　現在，「ともに生きる」は世話人の固定化，世話人の高齢化，後継者不足を抱えている。それは，世話人会の運営のやり方をオープンにした弊害でもある。新しい人が定着しないのである。「それでもいい」と根津医師は言う。「一緒にやっている人，それぞれが，その中で自己実現してもらえるような組織じゃないと，何か動いたときに，多くの人が去っていって，そのことで自己実現できるような媒体たりうるのか。人を切り捨てていくような団体がいくら『ともに生きよう』と名乗ったところで，ぜんぜん共に生きてない」。

【エピソード12：今の医療に必要なもの】
「列車事故直後，先ず近所の人たちが事故現場に駆けつけた。……中でも，私の心を打ったのは，すぐ近所の工場が一時操業を止めて社員総出で大量のタオルと水と氷などを持ち出し，手分けをして事故に遭ったけが人たちの救護に当たったことである。事故直後，警察や救急車の到着までのプライマリーケアで救われた人は多い。そこには損得勘定は存在しない。計算も契約も存在しない。愛というわけでもない。人として当たり前のことをしただけだという人もいるだろう。大事故という非常時だからそれが出来たんだという人もいるだろう。確かにそうかも知れない。しかし，非常時であれ，自発的に救護に走らせる心は，人間の本能のようなものかも知れない。もはや，非常時にしか顔を出さないこの本能，平時にも発揮できないものか（根津，2007b）」。

第3節　理論的分析

　本節では，前節に紹介した2人の医師の活動を理論的に考察し，彼らの活動が，第1節で述べた近代医療の2つの問題を克服するとともに，現代医療が進むべき方向をも示唆していることを論じる。まず，大澤の規範理論に準拠し，〈生‐権力〉の成立とその強化を，「(a) 原初的な規範形成プロセス　→　(b) 規範の抽象化　→　(c) 規範の過度の抽象化　→　(d) 原初的規範形成フェーズへの回帰」という一連の規範変容プロセスの中に位置づける（第1項）。具体的には，〈生‐権力〉の成立は，高度に抽象化した規範（(b) の後半段階）のもとで生じる現象であること，さらに，上記2つの問題の原因たる〈生‐権力〉の過度の強化は，過度に抽象化した規範（(c) の段階）のもとで生じる現象であることを指摘する。大澤によれば，過度に抽象化した規範は，妥当な行為を指示するという規範本来の機能を喪失するがゆえに，原初的規範形成フェーズへの回帰が生じるとされる。前節の2人の医師の活動は，まさに原初的規範形成フェーズ（(d) の段階）を具現化したものであり，したがって，過度に強化された〈生‐権力〉あるいは，過度に抽象化された規範を原因とする上記2つの問題を克服し，新しい医療の方向を示唆していることを述べる（第2項）。

1）規範理論による〈生‐権力〉概念の再定位

　本項では，フーコーの〈生‐権力〉概念を，より包括的な理論枠組み，すなわち，大澤の規範理論の一部に位置づけ，過度に強化された〈生‐権力〉の行方を見定める。

　第2章第3節で紹介した大澤の規範理論は，フーコーの〈生‐権力〉概念を再定位するための，より包括的な理論枠組みとして用いることができる。大澤の規範理論は，規範の生成・変容プロセスを，「原初的な規範形成プロセス → 規範の抽象化 → 規範の過度の抽象化 → 原初的規範形成フェーズへの回帰」という一連のプロセスで把握している。以下，〈生‐権力〉の成立・強化が，この一連のプロセスの中に，いかに位置づけられるかを見ていこう。

　まず，〈生‐権力〉の成立は，規範変容プロセスのどの段階に位置づけられるのだろうか。第1節に述べたとおり，〈生‐権力〉のまなざしは，個体としての人間（個人）に注がれる——その上で，個人の生を維持することこそが，権力の存立基盤となる。個人とは，単なる個体としての肉体ではない。皮膚で画された肉体の内部に心を有し，その心で判断や思考をなすという人間像こそが，個人である。このような人間像が，規範の抽象化（規範の一般化，作用圏の拡大，第三の身体の不可視化）がもたらす効果，すなわち，「胸ポケットの第三の身体」効果とでも呼ぶべきものであることは，第2章第3節2）に述べたとおりである。そうであれば，〈生‐権力〉の個人へのまなざしは，規範の高度な抽象化と表裏一体の現象であると考えられるだろう。

　〈生‐権力〉の成立が，規範の高度な抽象化と表裏一体であることは，フーコーによって指摘された〈生‐権力〉のもう一つの特徴が，「人口」概念の重視であったことによって，さらに確証される。ここで，〈生‐権力〉の成立が，規範の抽象化，とりわけ作用圏の拡大によってもたらされたことを思い出さねばならない。広大な作用圏を有する規範は，広大な空間を視野に入れる第三の身体に帰属される。いうまでもなく，その広大な空間には多くの人間が生活しており，その一人一人において生が維持されているかどうかは，結果的に，空間の中で生を享受している個人の数，すなわち，人口に反映される。このように，〈生‐権力〉の2面性，すなわち，個人へのまなざしと人口の重視は，ともに高度に抽象化した規範のなせるわざなのである。

以上のように,〈生 - 権力〉の成立を,規範の高度な抽象化のもとで生じる現象と捉えるならば,〈生 - 権力〉の「過度」の強化は,規範の「過度」の抽象化とパラレルであると考えるのは,ごく自然な推論であろう。規範理論は,〈生 - 権力〉の過度の強化が,規範の過度の抽象化とパラレルであることを教えてくれるのみではない。規範の過度の抽象化が,規範の失効をもたらし,原初的な規範形成フェーズに回帰すること,規範理論は,それをも教えてくれる。

　第2章第3節で述べたとおり,原初的な規範形成フェーズとは,身体の溶け合いを通じて,原初的な規範とそれが帰属される第三の身体が創出されるフェーズであった。前節で紹介した2人の医師の活動は,身体の溶け合いと原初的な規範の創出プロセスと見なすことができる。次項では,再び,前節で紹介した2人の活動に立ち戻り,身体の溶け合いと原初的な規範の創出プロセスという視点から考察してみよう。

2）2人の医師の活動

　第2節（5）では,（a）一人の人間としての患者（住民）と相対していこうとする医師の姿勢,（b）医師と患者（住民）対等な関係,の2つに分けて,エピソードを紹介した。前者（a）のエピソードは,医師と患者（住民）の間の身体の溶け合いを示すものであり,後者（b）のエピソードは,第三の身体としての医師の姿勢を示すものである。

（a）身体の溶け合い

　早川医師が大切にしていることは,「ただひたすら聴く」という姿勢である。【エピソード2】にあるように早川医師にとって,医療とは,「悪いところを探して治すこと」ではない。話を聴くための場を整え,相手に対面し,相手の話を聴くことが医療なのだという。相手になり,相手が何を苦しんでいるのか,何を悩んでいるのか,そして何をしてほしいと望んでいるのかを知ることなのである。これこそが身体の溶け合いである。早川医師は,患者になる。対面し話を聞いてもらうことによって,患者自身も医師になる。そして,早川医師が自分にどのような思いをもって臨んでくれているのかを知る。話す。相手になる。そして自分に返る。このような身体の溶け合いの中で,ともに苦しみを分け合

い，患者のもっている問題が共通体験として共有化される。そして相手の「"してほしい"ことの一部でも解決できるように努力すること」が早川医師にとっての，そして患者にとっての「治療」となるのである。だからこそ，【エピソード1】にあるように，早川医師にとっての医療とは「暮らしの中の医療」であり，「聴衆にどっぷりつかって，私も泥んこになりながら，町衆に語り，訴え，わめき，ともに喜び，ともに泣いてきた」のである。

また，【エピソード3】にあるように，「捨てる医療」とは，診察の場面が身体の溶け合いそのものになっている。見ることとは，相手になるための準備といえよう。そして，相手になることによって，どこに症状があり，体のどの部位が変化することによって症状が変化するのか，相手になって感じる。そして，また医師に戻って，診るのである。そして，脈をとる。相手に触る。しかし，同時に早川医師は患者に触られることになる。2つの身体の境目はあいまいになり，まさに溶け合う状態となる。相手になり，自らの全感性を研ぎ澄ました状態で，感じる。早川医師は患者であり，患者は早川医師である。捨てることによって，自らを覆い隠すものは何もない，まさに「裸での真剣勝負となる」のである。

早川医師は，長年の経験から，近代医療の陥っている問題点を鋭く見抜いている。【エピソード4】にあるように，医療者が対等な関係を忘れ，治療による成功体験を重ねることで，自らが治しているかのような錯覚に陥り，自らが第三の身体であるかのように「規範の声」として働くようになれば，医療者が「管理者」となり，住民から「主体性」を奪っていってしまう。それは堀川病院時代に嫌というほど味わったことであった。医療が神格化され，「先生にまかしておけば大丈夫」という規範を生み出し，医療者たちは自らを神格化し，患者の命でさえ思い通りにできるような錯覚に陥ってしまったのである。そのため，住民と対等に話し合い，互いに納得し，一緒に作っていくという規範そのものが飲み込まれてしまった。技術も同じであると早川医師は言う。技術は，細分化されて専門的になればなるほどいいのではなく，細分化されて機械化されればされるほど，患者そのものが見えなくなり，関係そのものが壊れてしまうと指摘するのである。だからこそ，早川医師がでこその医療でやりたいと思ったことは，原初的な身体の溶け合いによる，医師と患者の互いの信頼関係を再構

築することだったのである。

　根津医師は，苦しんでいる住民と対面する時，必ず自分の問題として引き寄せて考えてしまうという。第2節にあったように，阪神・淡路大震災の時，被災者支援で神戸まで行った。そこで，根津医師は，被災者を目の前にして，身体の溶け合いによって被災者になった。だからこそ被災者として「『京都から来ました』って偽善者面してやって来ている」と感じ，「お前足元（京都）で何をしてんのや？」と思い，医師に戻れば自分の問題として問われてくるのである。そして「足元ちゃんとしてないのにね，外へ向けて呼びかけている自分の欺瞞性みたいなものに絶対突き当たってしまう」のである。だから，自分が日常的に何しているのかと問われ，「ともに生きる」の活動につながっていった。

　また，根津医師の視点は，いつも患者の「生」に注がれている。【エピソード5】にあるように，Y氏は現在の医療制度では助けることのできない人であった。しかし，根津医師にとっては，それは問題ではなかった。Y氏と対面し話す中で，身体の溶け合いによって，根津医師はY氏になった。日雇いという不安定な仕事，生活するには十分ではない賃金，住む所も失い，浮浪者としてアルコールに飲まれる毎日。「帰る」と叫んだところで，帰る所はない。医師に戻る。人として，今の自分にできることは何か，それは病院から追い出してしまうことではなく，暖かい食事と暖かい居場所を確保すること，お金がなくても医療を受けられるようにすることであった。Y氏になる。浮浪者の自分が居る場所は病院にはないことは明らかである。「帰る」と叫ぶ。医師に戻る。必要なことは居場所を作ること，だから説得したのである。根津医師は，大切なのは生活の基盤だと感じ，住む場所を用意し，生活保護を受けられるような手続きを惜しまずしていった。もちろん，Y氏は根津医師の所から逃げたこともあった。しかし，Y氏は，根津医師との身体の溶け合いによる共通体験によって，最終的には家族・親戚にたよるのではなく，根津医師とともに生きることを選択したのであった。

　根津医師は，いつも患者の立場と医師の立場を行ったり来たりしながら，住民（患者）が主体となるような医療のあり方を考えている。だからこそ【エピソード9】【エピソード10】にあるような医療の矛盾，制度の矛盾に対して厳しい目を持っており，同時に【エピソード6】のように，医師として制度の中で

活動しながらも自らを批判し，同時に一人の人間として，「患者（住民）とは業務で付き合うのではなく，家族や近所の人も含めて，一緒のところで生きていて，一緒のところで死んでいくという覚悟のもとに付き合いたい」と望んでいるのである．

(b) 原初的な第三の身体

2人の医師の活動に見られる特徴は，医師と住民との身体の溶け合いだけではない．すでに述べたように，身体の溶け合いから創出される第三の身体は，それに帰属される規範の一般化，作用圏の拡大と併行して，不可視の身体へと変じていく——それが，さらなる規範の発達の必要条件である．では，そのような必要条件，すなわち，第三の身体の不可視化という道が閉ざされた場合には，いかなる現象が生起するのか．

大澤（1996）は，第三の身体の位置を占める人物が不可視化を拒絶したときに生じる現象を，オウム真理教事件の中に見て取っている．オウム真理教の修行の目的は，空中浮揚，体外離脱等の理想に代表される「気体化した身体」であり，それは，すなわち身体の溶け合いにある身体の状相であった（複数の固体は混じり合うことはないが，複数の気体は容易に混じり合う）．その身体の溶け合いから生成された（原初的な）第三の身体，それこそが麻原の身体であった．しかし，麻原は，不可視の身体と化すことを拒否し，信者の前に君臨する（現前する）身体に固執した．つまり，第三の身体のさらなる発達の道を閉ざしたのである．ここに，オウム真理教が凶悪な殺戮集団への道を突き進んだ原因がある．

「気体」化した身体は，原初的な第三の身体を創出するのみならず，その第三の身体を発達させる（不可視化させる）エネルギーでもある．しかし，その発達への道は麻原によって絶たれた．ここに，麻原を不可視化する「気体」エネルギーは行き場を失い，もはやエネルギーの増加は，麻原の崩壊，ひいては教団の崩壊をもたらす脅威となった．換言すれば，「気体」化された身体は，信者の目標であると同時に，その追求が教団崩壊をもたらす脅威でもあるという両義性を抱えることになったのである．実際，信者の残した記録には，彼らの「気体」に対する強い恐怖，すなわち，サリン攻撃を受けることに対する強い恐

怖が綴られている。他人を殺戮したい時，自らが最も恐れる手段を用いるのは自然である。ここに，彼らがサリンを武器に選んだ理由がある。

　オウム真理教の事例は，あまりにも特異な例かもしれないが，原初的な第三の身体が不可視化への道を拒絶した時には，規範が発達する道も同時に閉ざされることを鮮烈に示している。では，2人の医師に目を転じてみよう。2人の医師と住民たちとの活動，とりわけ，その活動の中で医師と住民たちとの間に形成された身体の溶け合いによって創出された第三の身体は，多くの場合，医師の身体にオーバーラップしたはずである。では，第三の身体をオーバーラップさせた医師の行為は，身体の不可視化という視点から見たとき，いかなる特徴をもっていたのだろうか。

　2人の医師たちの特徴の第1は，自らのリーダーとしての地位に全く固執することなく，むしろ「己をむなしゅうする」姿勢，すなわち，第三の身体としての自らが不可視化することを何らためらわない姿勢にある。また，第2の特徴は，第1の特徴の実践面での表れとして，自分単独のリーダーシップではなく，集団的・ネットワーク的リーダーシップを志向している点にある。再び，第2節に立ち戻って，その特徴を示す事例を見てみよう。

　第1の特徴は，自らのリーダーとしての地位に全く固執することなく，「己をむなしゅうする」姿勢，第三の身体として自らが不可視化することをためらわない姿勢である。早川医師は，不登校の事例などもったことはなかった。「専門外」だと，母親の訴えを退けることもできたはずである。しかし，【エピソード7】にあるように，母親の相談に何とか答えたい，そう思った。リーダーとして君臨することもできた。しかし，経験がないことを真摯に受け止め，N先生に相談した。N先生はお役に立つならと忙しいスケジュールをぬって，毎回研究会に参加してくれた。それは，早川医師の低姿勢，つまり，第三の身体として自らを不可視化することをためらわない姿勢に動かされたといってもいいだろう。手探りで始めた研究会であったが，N先生と同様に，Aさんの中学校の担任，家庭教師，研究者など，多くの人たちを巻き込み，それぞれが学び，悩んだ。研究会での話し合いの場でも，メンバー間の対等な立場は貫かれた。早川医師は，意見をまとめたり，方向性を示したり修正することに，力を注いだ。詳細は，新明（2006）に譲るが，そのような姿勢から紡ぎだされたものは，メ

ンバー一人一人とのひざを突き合わせての話し合いであり，研究会の前後に送られてくる Fax であった。依頼者である母親のニーズが見えなくなり，父親を全く巻き込むことができないことも重なって，最終的には「延期」という形で終わったが，この取り組みは，学校やフリースクールの枠組みを超えた新しい取り組みだと位置づけることができるだろう。それは，早川医師に見られる「これでいいのか？」と常に自分に問いかける態度，つまり第三の身体としての自らが不可視化することを何らためらわない姿勢に象徴されているといえるのではないだろうか。また，根津医師も自らに対して厳しい態度で臨む。【エピソード9】【エピソード10】に見られるように，医療を，医師の仕事を絶対化することはない。そして，自らを相対化する。常に，医師としての視点だけではなく，患者としての視点，生活者としての視点と変化させながら，模索し続けている。根津医師は「患者の側からしたら，お医者様は偉い人であってほしいわけよ。万能の神であってほしい。でも実際そうでない部分もわかっている。だから，近づいたらそうでない部分がわかってしまう。僕はそうじゃないで，ただのお兄ちゃんやで」と言う。

　第2の特徴とは，第1の特徴の実践面での表れとして，自分単独のリーダーシップではなく，集団的・ネットワーク的リーダーシップを志向している点にある。【エピソード7】【エピソード8】に見られるように，早川医師は，患者に必要なものは何かという視点がぶれることはない。そのため，自らが単独でリーダーシップを取ることよりも，コーディネート役に徹する姿が見られる。そのような姿勢が，多くの人々を巻き込み，身体の溶け合いを生み出し，規範を作り出し，その作用圏が拡大していく。それが，【エピソード8】にあるような「サード・ドクターズ」というネットワークを作り出し，集団的・ネットワーク的なリーダーシップを生み出しているのである。また，2人の医師が作り出す空間が「開かれた」ものとなっている。「ともに生きる」は，システムそのものがそうである。まず，会員は会費さえ払えば誰でもなれる。彼らが低額にこだわったのには理由があった。会費は，「生活保護を受けている人でも払える金額」である必要があったからである。運営状況は厳しい。しかし，年会費2,000円という金額は死守されているのである。世話人も誰でもなれる。月ごとに世話人を決めるのは，できる時は世話人をし，できない時は，世話になったらい

いということでもある。もちろん，世話人が頻繁に入れ替わったり，固定したりという弊害はある。それでも【エピソード11】のように，開かれた活動でありたいと考えているのは，関係を作ることそのものを大切にしているからであり，集団的なリーダーシップを志向しているからなのである。同様に，誰でも早川医師の患者になれる。電話があり，電話料金さえ負担すれば，医療保険がなくても早川医師の診察は受けることが可能なのだ。希望すれば，往診さえしてくれる。早川医師は，自分でわからないことがあれば，臆せずに他の医師に相談する。このように紡がれたネットワークは，患者を中心とした人間関係によるネットであり，住民たちにとって安心できる「生活の場」を作り出しているといえるだろう。

　このような彼らの志向性は，「権力」に対しての態度からも明確である。早川医師の60年の医師生活の根底に流れていたものは，戦争の反省としての「反権力，脱権力」であった。だから，80歳になった今，「捨てる医療」を実践している。最終的には，「医師免許」も返上したいと語ってくれた。根津医師の医療に対する思いは，「医療はすべて患者のもの」であり，「患者に返していくもの」というものである。しかし，現実には医者が取り込み，患者を対象として研究し，医者が病気で苦しんでいる人たちを題材にして自分の功名を上げていく。そんな体質が許せないと語る。だからこそ根津医師は「それを僕はどっかで発表する気なんて毛頭ない。見ている方向が違う」と語るのである。

　最後に，彼らの住民（患者）を前にしたときの「原動力」について言及しておく。堀川病院の住民運動，阪神・淡路大震災の救援活動，そして「ともに生きる・京都」の活動も，すべて困っている住民（患者）を目の前にした時に「私はどう行動するのか」，という問いから始まっている。そこには自分の立場や，損得勘定を考える態度は感じられない。「顔の見える関係」によって相手との身体の溶け合いに巻き込まれた時に，自分の無力さを感じながらも「なんとかしたい」という思いから突き動かされた結果なのである。根津医師は，今の医療に必要なものを【エピソード12】として話している。根津医師がこの「自発的に救護に走らせる心」を本能とよんだのには理由がある。それは，このような原動力はすべての人に備わっている「本能」のようなものであり，早川医師や根津医師が「赤ひげ」的な特別な存在なのではなく，誰にでも実行可能な

ものだと考えているからである。この本能こそが，前述した彼らの活動の原動力であり，今医療者に求められている態度である。そしてこれは，大澤が指摘しているように，現代の私たちが感じている息苦しさ＝閉そく感を打開する可能性を秘めた「もう一つの態度」なのである（大澤，2002）。

　以上，2人の医師の活動が，住民たちとの間に身体の溶け合いを形成し，そこから原初的な第三の身体を生成するプロセスとして考察できることを述べた。そこでは，近代医療の問題として指摘した2つの問題，すなわち，①患者という人間ではなく，患者の「病気」だけが医療の対象とされる傾向，②病気の専門家である医師と患者の間に，「強者－弱者」の関係が形成される傾向，は微塵も見当たらない。というよりも，その活動では，住民を一人の人間として見つめる姿勢，そして，医師と住民の間の対等な関係が貫徹されている。さらに，世俗的な評価や報酬を超絶した医師の姿には，この活動が健全な形で成長し，活動を支える規範がさらに発達する可能性を見ることができる。その意味で，2人の医師の活動は，近代医療の問題を克服するのみならず，今後の現代医療が進むべき方向を考える上での重要な事例ということができるだろう。

第4章

母親が感じる〈生きづらさ〉に寄り添う〈支援〉

第1節　社会的背景と問題意識

　本節では，近代化の過程で，子育て支援や母乳育児支援がどのように変化してきたのかを，歴史文化的視点から概観する。その中で，現代の母親を中心とした子育て支援の問題点を指摘する。

1）子育て支援の現実

　子育ては社会全体で支援する必要があるという認識は，現代社会に広く浸透している。また，同時に，社会的支援は必要であるにせよ，最終的には母親が自立して，自信をもって子育てできるようになるのが望ましいという認識も浸透している。しかし，このような認識のもとに多様な支援が行われているにもかかわらず，多くの母親は孤独と不安を感じているのが現状である（鏑木，2011）。さらに，支援者の側からは，母親が自立するどころか，自己中心的，受動的になっている，という声さえも聞かれている（大日向，2009）。

　「子育て支援」策が社会問題となったのは，合計特殊出生率が過去最低の1.57を示した1989年の「1.57ショック」が契機である。政府は，出生率の低さと子どもの数が減少傾向にあることを「問題」と認識し，エンゼルプラン，新エンゼルプランを策定した。政府は，少子化の原因が，「晩婚化・未婚化の進展」「夫婦の出生力の低下」にあると考え，「仕事と子育てを両立できる環境整備」の遅れと，「男女双方の高学歴化」による晩婚化という社会背景のもとに，「結婚・出産に対する価値観」が変化し，「子育てに対する負担感が増大」したと分析した。それに加えて，1990年代以降の経済の長期停滞が，若者の経済的不安定を誘発し，「晩婚化・未婚化」が一層進行したことが子どもの出生率低下に影

響を与えているとの分析もなされている（内閣府，2004）。

このような分析に基づき，数々の子育て・少子化対策を軸とした支援策が打ち出されるとともに，以来20年間に，虐待や青少年問題への対策なども含む多様な子育て支援対策が打ち出されてきた（図4-1 参照）。

また，2010年には，「子ども・子育てビジョン」が閣議決定され，これまでの「少子化対策」から「子ども・子育て支援」へと視点が移された。その上で，基本理念として「子どもを主人公」とする「子どもと子育てを応援する社会」が謳われ，今まで家族や親が担ってきた子育ての負担を，社会全体で支え，「個人の希望を実現できる社会」への転換が打ち出された（内閣府，2010）。しかし，それにもかかわらず，合成特殊出生率は2011年には，1.39まで落ち込み，同時に，子どもの生育に対する懸念，子育てに対する親の負担感，親の孤立感の増大など，子育て家庭をめぐる様々な問題が，子育て支援の現場から数多く報告されている（寺田，2012）。

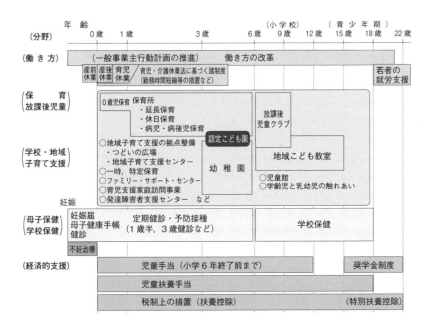

図4-1 子どもの年齢から見た子育て支援策（内閣府，2006）

2）歴史的経緯

　よく考えれば，母親が子育てに不安を感じ苦悩する現象は，今に始まったことではない。1960年代後半から70年代前半にかけて，実母による子殺し，子棄てなどの事件が大きく報道され，次第に「育児不安」が社会的に認知されるようになった。しかし，育児不安が社会的に認知されてから，政府が具体的対策を講じる1990年代までには，20年近くのタイムラグがあった。その理由は，育児不安の原因をめぐって様々な議論がなされ，なかなか結論がでなかったことにある（榊，2012）。その議論には，前項で述べた子育て支援の現状を検討する上で必要な論点，特に，近代化がもたらした出産・子育てへの影響を検討する上で必要な論点が登場している。本項では，それらの論点を時系列的に整理し，次項で，現在の子育て支援がもつ問題点を整理する準備としたい。

　1970〜80年ごろは，子育てや子どもの教育に関する問題が報道されるたびに，"家庭が崩壊した" "母親がだめになった" といった評論がなされていた。子どもを慈しみ，育てるという「母性」性が，先天的に本能として母親に備わっているものと想定されており，「母性」の備わっていない母親の存在そのものが「衝撃」として受け止められた。しかし，Bowlby（1951）のホスピタリズムの研究が，母親不在が乳幼児の発達を阻害するという一面を強調する形で紹介されると（大日向，2000），次第に，母子相互作用と子どもの発達が関連づけられる傾向が強くなっていった。そうした中，登場したのが「母原病」という言説である。母原病とは，病弱な子どもや暴力をふるう子ども，やる気のない子どもの病根はすべて「親の育て方」に問題があるとする説である。つまり，「母親が原因の病気」であり，間違った育て方が，子どもの心身形成・人間形成にひずみを生み，その結果として子どもたちに病気や異常が現れるとされた（久徳，1979）。この「母原病」という名のもとに母親が批判の対象とされ，同時に，どんな母親でも油断すれば，そのような問題を起こしかねないという言説が，母親たちの不安をあおった。また，平井（1981）は，母親に「母性」が育っていないことを原因とみなし，子どもに対する愛情をもてない「未成熟な母親」が問題を引き起こす，と主張した。

　この「母性喪失」論は，医学的言説の中で母乳哺育率の激減と関連づけられていった。戦前の日本では，9割以上の子どもが母乳のみで育てられていた。

しかし，哺乳率は，戦後，2度にわたる下降期を経て，現在は30〜40％に至っている。1度目の下降期は，1960年〜1970年，2度目の下降期は，1997年〜2003年である。特に1度目の下降期には，哺乳率は7割から3割まで激減した。この現象は，特に小児科医の間で，母性喪失による授乳の拒否と捉えられた。また，母乳哺育の激減によって，母親たちは「自分も母乳が出ないのではないか」と不安を抱えることになった。しかし，その「母親たちの不安」という問題よりも，母性を喪失した母親に育てられた子どもが引き起こすとみなされた社会問題，具体的には，登校拒否，暴力，非行などの社会問題がより注目された。こうして「母性喪失」論は，医学において母乳哺育を重視する傾向をもたらした（小林，1996）。

以上のような母性喪失論に対する批判として，母親の生活状況との関連で子育て問題を解明しようとする研究が登場した。例えば，佐々木（1982）は，育児不安を育児労働に伴う疲労の観点から分析し，「育児ノイローゼ」という概念を用いて，子育ての過酷さを科学的に裏付けた。また，大日向（1988）は，子殺しをする母親たちは，加害者であるよりもむしろ被害者であり，「母性」の名のもとに母親のみに育児責任を押し付けることこそ，問題だと指摘した。さらに，牧野（1982）は，育児不安と蓄積的疲労問題の共通点に着目し，育児不安の尺度化を試み，育児不安が，夫との関係のあり方や，母親の社会的な人間関係のあり方に規定されていることを見出した。こうして，子育てをめぐる問題の原因は母親のみにあるのではなく，親役割を母親に全面依存している性別役割分業そのものが，社会問題とされるようになった。

岩田（1997）は，上記の「育児不安」研究の限界を列挙し，母親の主体的決定プロセスの中で生じる困難や不安を明らかにすることが重要であると指摘する。すなわち，牧野（1982）のように，育児不安の問題を「健康を阻害するような一種の"負荷事象"を主観的に表明したもの」として捉えると，「育児不安」そのものの対象が曖昧になり，単なる母親の心理レベルの問題に矮小化されてしまう。そうかといって，母親の卑近な人間関係のあり方がサポートの対象だとすれば，母親の気持ちのもち様や，夫婦仲の善し悪しなど，サポートの及びにくい問題によって，解決策が限定されてしまう。したがって，母親個人の心理レベルの問題でもなく，また，母親やその家族の自助努力に頼らざるを

えない問題としてでもなく,「母親であること」や「子育ての担い手が母親に集中している」ことの社会的影響までを含んだ包括的なアプローチが必要であるとしている。

岩田（1997）が述べるような包括的アプローチをとるならば,戦後の母乳普及率の低下をもたらした社会的要因について考察することも重要となる。そのような歴史文化的考察として,小林（1996）や村田（2012,2013）など秀逸な論文がある。それらによると,1950年代～60年代にかけて進んだ都市化と核家族化の影響により,身近な近親者から出産・育児をめぐる文化の伝承が困難になり,母親一人で育児に取り組まねばならない状況が生まれた。その育児情報の欠如を埋めたのは,育児雑誌であった。ところが,育児雑誌はそれまでの伝統的な育児を否定し,西洋の近代医学を基盤とした画一的な育児理論を普及させる媒体になってしまった。また,従来,家庭で行われていた出産が「施設化」し,母乳哺育についてあまり知識や関心のない医師が出産介助者となった。それに伴い,母子別室制度が導入され,決められた授乳時間以外の授乳が困難になった。また,出産施設内においては,企業による人工乳の販売促進活動が黙認されてきたことも,母乳育児を減少させる要因となった。

こうした「近代的」な出産や育児の持つ弊害が,1970年代後半になって,次第に明らかになるにつれ,機械や薬,粉ミルクなどの人工的な製品に頼る出産・育児ではなく,人間のもつ「自然な力」を活かした出産・育児が求められるようになる。しかし,そこで問題となったのは,母親が母乳で育てようと思っても,母乳の出る母親の割合がきわめて少ないという現実であった。そこで注目を浴びたのが,富山で開業する助産婦,桶谷そとみだった。「桶谷式」と呼ばれる彼女の実践は,70年代末以降,病院内に設置された「母乳外来」や医学系の学会・シンポジウムなどを通じて,近代医学のシステムに組み込まれていく一方で,一部の医師からは,非科学的・非効率的・師弟修行的であると,公然と批判されることとなった。それとは対照的に,「SMC方式乳房管理法」（根津,1985）は,科学的に裏付けられ,効率的でもあり,また,母親自身が乳房を管理できるという「根拠」のもとに,急速に全国の病産院に普及していった。しかし,母親自身が管理する,といっても乳腺炎や乳頭亀裂など様々なトラブルを起こしやすい乳房を素人である母親が十分に管理できるわけもなく,母乳

普及率は多少持ち直したものの，50％を超えることはなかった。そこに前述の2度目の下降期の端緒となった「母乳ダイオキシン騒動」（村田，2013）が起こった。これをきっかけに，育児熱心な母親ほど母乳を与えないという風潮が広まった[6]。

3) 育児支援の3つの問題点

前項では，1970年代以降の育児不安や母乳育児に関する議論を振り返りながら，その議論の中で提出された主な論点を指摘した。これらの論点は，現在の育児支援の問題点に関係している。本項では，これらの論点を育児支援の観点から検討し，1）項で述べた育児支援の現状の根底にある3つの問題点をあぶりだしてみよう。

(a) 母親個人の能力不足・資質不足の対象化

第一に，母親の育児能力・母親としての資質の不足を対象化して問題とみなし，その不足の補完を目指していること，が挙げられる。前述したように，育児不安の問題は，社会的に認識された当初から，「母性喪失」「母原病」などとして母親の能力不足・資質不足が直接的原因とされていた。その後，様々な議論が行われ，母親の能力や資質が直接的原因とされることは目立たなくなったが，そのような前提は今も根強く残ったままである。そのため，行政が中心となって謳われている育児支援・母乳育児支援も，「能力不足」「資質不足」を補う方向，克服する方向から，支援が決定されている。例えば，将来的な「子どもの心と身体の正常な発達（傍点筆者）」の阻害要因として，「育児不安による病的な母親」が挙げられ，このような原因に対し，「虐待」を起こさせないための予防策として，子育て支援が位置づけられている。また，母性喪失という言

6　母乳ダイオキシン騒動のきっかけは，1993年，日本人の母乳とダイオキシン汚染のひどさとアトピー性皮膚炎の間に関連性があるとした報道だった。そして，多くの母親が母乳を全く与えない，もしくは早期に人工乳に切り替える，という選択をした。さらに，ダイオキシン研究の第一人者の一人だった宮田秀明は，「日本人の母乳汚染は世界一」（宮田，1998）と警鐘をならし，3ヶ月だけ母乳を飲ませ早期に断乳するという「3ヶ月母乳」という独自の授乳法を提示した。現在，母乳へのダイオキシン移行量は，母親の食事でコントロール可能であり，食事に気をつければ母乳育児は問題ない，と指導されている。

葉こそ用いられていないが,「親自身の未熟さ」が子育て問題の原因の一つとして取り上げられており，このことが子どもの育ちに影響を与え，さらには虐待問題へつながる，とされている。つまり，親自身の親としての自覚（資質）や子育て（能）力が，乳幼児期の親子関係の質に影響し，それが青年期における問題行動にまで影響を及ぼすと示唆しているのである（内閣府, 2006）。

(b) 母親の当事者性の看過

第二の問題は，母親の当事者性の看過である。子育て支援の必要性が認識されたきっかけは，「1.57ショック」であった。それは，母親たちの不安の声が政府を動かしたというよりも，「少子化」，つまり子どもの数が減ったこと，そのことが問題とされた。当初から，子育て支援の目的は，子育ての当事者として母親を支援するよりも，人口調整そのものにあったといえる。公的支援の問題意識は，子どもの数，人口数にあり，子ども＝将来の社会の担い手が健全に成長することが，国益につながる，というものである。もう一度，図4-1を参照してもらいたい。「働き方」「保育」「学校／地域」「母子保健／学校保健」「経済的支援」のすべてにおいて，支援主体は行政や専門家集団であり，子育ての「当事者としての母親」は不在である。ここでの母親は，子育て支援対策の「対象者」であって，「当事者」ではない。また，子育て支援対策の主要な対象者は「子ども」であり，母親は付属的な存在となり，見えない存在になっている。現在の子育て支援の目的は，困っている母親を支援する，母親が自立して子育てできることを支援する，というよりも，母親は子育てという社会的役割遂行を求められており，母親の役割遂行支援が，間接的に健全な国民の育成に貢献する，と位置づけられている。

(c) 支援者と母親の非対称性

最後に，専門職である支援者が，無力・未熟な母親を支援するという，非対称的な指導関係を当然としている点が挙げられる。(a)で指摘したように，現在の育児支援・母乳育児支援は，「母親の能力不足・資質不足」が対象化されているため，その「不足分」を支援者である専門家が指導し補完することが前提となっている。上村・青野（2001）は，母乳哺育の意義についてこう締めく

くっている。「母乳哺育は, 栄養学的・免疫学的な利点から子どもを育てるということ以外に, スキンシップに基づく母子関係の確立という重要な役割を果たしている。最近, 乳幼児虐待や家庭内暴力, 少年少女による殺人事件など悲しい事件が相次いでいることの一つの要因として, 親子関係の希薄化ということが考えられる。女性の社会進出, ライフスタイルの変化などにより, 日本の母乳哺育の比率は40％そこそこで諸外国に比べて低く, そのことも親子関係の希薄化の一つの原因である可能性は否定できない。育児の原点である母乳哺育という愛情あふれる行為を推進することが, われわれ産科医療従事者に求められていることを肝に銘じたい（傍点筆者）」。ここでは, (b) で指摘したように, 母乳保育を推進する主体は「産科医療従事者」であり, 母親の主体性が看過されている。母親は「当事者」ではなく, 指導の「対象」とされ, 正しい知識をもった産科医療従事者が, 知識をもたない母親を指導する責務があるとされている。つまり, 支援者が一方的に母親を指導するという「非対称性」が前提となっているのである。

4) 新しい子育て支援

近代化が大きな曲がり角を迎え, ポスト近代という新しい時代に入りつつある現代において, いかなる母親支援が必要となるのだろうか。近代を高度の普遍性と確固たる個人主義を追求した時代と捉えるならば, ポスト近代は, 具体的現場性と関係主義へと回帰する時代である。言い換えれば, 第3章でも指摘したように, 子育て支援も, 問題の原因を母親の内部に求め, 支援者が母親を管理的姿勢で支援するのではなく, 支援者が母親に寄り添いながら, 現場を共有し, 両者の溶け合う関係を通じて支援する必要があるだろう。また, 育児の場合には, 同様の関係が, 母親と子どもの間にも転移する方向で, 母親支援がなされる必要がある。本書では, 最終的に, 母親自身が子育て不安から解放される方向性とは, 母親自らが「私の子育ての意味」を見出し, 子育てにおける自己決定権を取り戻すことにあると考えている。

近代化における子育て支援の問題点を超克する新しい母親支援の実例を, 自らも母親として支援を受けたある母乳育児支援活動に見ることができた。その活動では,「おいしい母乳を子どもに飲ませる」という目的を共有し, 支援者が,

2〜3年という長期にわたる母親支援を行っていた。その活動では，支援者と母親の関係が，乳房マッサージ，つまり，乳房を介した支援者と母親の身体の溶け合いを軸としていた。また，「母乳育児支援は母親育て」というモットーが示しているように，支援者と母親の溶け合う関係を，母親と子どもの関係に転移させることが目指されていた。そこには，母親の問題・欠点に注目して指導的関係において，矯正するというスタンスはとられておらず，溶け合いの中からその母親固有の新しい生き方（子育て生活）を模索するという未来志向的な姿勢，ひいては，母親に自信と能動性を育む姿勢に貫かれていた。乳房マッサージの手技を行いつつ，支援者と母親の間で生成された母乳育児の意味や能動的な姿勢は，待合室にいる他の母親をも巻き込んで共有されていた。

　本章は，福井助産師と筆者との，センス・メーキング（過去と現在の実践について腑に落ちること）（杉万，2008）のための協同的実践（杉万，2006）の産物である。当時の私は，前述したような母親と同様，母乳育児や子育てに対し自信がなく，常に不安を感じていた。しかし，福井氏の母乳育児支援を通して，母親としての自信を回復し，受動的ではなく，能動的に「主導権をもって子どもと向き合う姿勢」を学ぶことができた。また，福井氏が提唱している「ちょっと踏ん張る子育て」に深く共感した。同時に，看護専門職（看護師・保健師）として，地域における看護支援の大きな可能性も感じ，研究者として「従来の支援方法」と「福井氏の支援方法」との差異について，理論的考察を試みたいと感じた。福井氏自身，相談室を始めた頃は，「変わり者」と揶揄され，福井氏のやり方に対して，周囲の助産師たちからは余り理解を得られなかったという。しかし，母親たちと共に活動し，成長していく様を見る中で，自らの支援方法に自信を得たと当時を振り返っている。本章は，福井氏や共に活動してきた母親たちにとって，30年にわたる活動をセンス・メーキングするための一助となると考えている。

第2節　フィールドワーク：「福井母乳育児相談室」

　本節では，福井母乳育児相談室（以下，相談室）について紹介する。始めに，筆者とフィールドの関係について述べ，続いて，相談室の経緯と特徴を概観す

る。最後に，福井母乳育児相談室の支援活動における母親たちの体験をエスノグラフィーとして詳述する。

1）著者とフィールドの関係

　私は，大学で看護学を学び，看護師として病院勤務をした後，1999年6月に第一子を出産した。妊娠中には，母親学級に夫婦で出席し，育児書にて学習も行った。しかし，実際の子育ては，困惑の連続で，体力的にも精神的にも疲労困憊した。特に，母乳にこだわり，母乳を推奨している産院で出産したが，極度の陥没乳頭で，授乳は出産直後から困難を極めた。初めての授乳指導の際，「これ（陥没乳頭）はひどいわね。飲めるかしら」という助産師の一言にひどく傷つき，自宅に帰ってからも不安がつきまとった。度々，軽い乳腺炎を起こし，硬結，熱感，痛みを伴う乳房を抱え，自己マッサージの限界を感じつつも，どこに相談すればいいのか全くわからない状態だった。4ヶ月目には，夜泣きがひどくなったため，悩んだ末に，夫に相談し，完全母乳をあきらめ，人工乳を足すことにした。また，復職に備え，実母の薦めにより7ヶ月で断乳した。断乳した4日目に，図書館で福井氏の著書に出会い，母乳育児へ後悔の念が強かった私は，すぐに福井氏に電話をした。住所を聞かれ，「近くね。タオルを3枚持って，すぐ来なさい」との言葉に，わけもわからず，娘と2人で相談室を訪れた。そこからが，私にとっての母乳育児の再スタートとなった。

　私は第一子を育てる中で，食事療法・手当法・自立断乳（詳細は後述）を体験し，母乳育児が子どもとの共同行為であること，食事と母乳のつながり，食事と健康のつながりを体感し，子どもの観察，初期治療がいかに大切かを学習した。また，自立断乳にて見事に卒乳した娘に，2歳児のもつ「忍耐力」を教えられた。2002年11月に出産した第二子は，4ヶ月目に湿潤性湿疹が悪化し，厳格除去食（詳細は後述）を体験することとなった。厳格除去法を体験する中で，食事を変化させるだけで皮膚の症状が見事に改善していくことを目の当たりにした。そして，週に1品ずつ，食材を増やしていく過程で，観察と記録の重要性を学んだ。また，子どもにはそれぞれ個性があり，上の娘との性格の差異にとまどっていたが，その子どもに合った関係の取り方が，母親に要請されることも学んだ。観察ノート（A4版）は，第一子3冊，第二子は5冊に及ん

だ（本章末尾の付録を参照）。

このように私は，6年間（2000年1月～2005年5月）の体験を通じて，「母乳育児とは，母乳を飲ませること」という既存の概念が大きく覆され，子どもとの共同行為の中に，食の大切さ，子どもや自らの健康を管理する方法，子どもの成長や関わり方を学び，手応えを感じる中で，母親としての自信をもつことができた。また，福井氏に依頼され，自らの体験記を相談室のホームページ（福井，2013）に記述したり，福井氏と出版社が企画した助産師のための講習会（福井，2003）や，乳房マッサージの実習モデルとして，また講師として参加したり（鮫島，2003），「ちょっと踏んばる子育て」を広めるために，相談室にて母乳育児を体験した母親たちが，どのような子育てをしているのかを共有するセミナー[7]の企画・運営に関わった。こうした体験から，相談室での活動をもとにした「母乳育児」について理論的分析を試みたいと考えるに至った。

2）経緯と特徴

相談室とは，桶谷式乳房管理手技を基本とした育児全般の母乳育児支援を目的とし，1980年（昭和55年）に兵庫県尼崎市にて福井氏が開設したものである。その後，30年以上にわたり，地域において長期的な母乳育児支援を行っている。その経験の中で，福井氏は，母乳育児という体験を通して，母子共に成長していく姿を数多く見てきたという。相談室では，母乳不足，乳腺炎，子どものアレルギーなど様々な原因で，乳房マッサージを必要とする母親に，1人平均2～3年という長期にわたり母乳育児相談・支援を行っている。福井氏は，主に乳房マッサージを行い，その傍らで，相談室を卒業した母親が1名スタッフとして，授乳方法の支援に当たっている。また相談室には，手当法や食事療法の材料を販売する店舗も併設しており，専門員がその相談・支援に応じている。

福井氏は，助産師を目指した時から開業を考えていたため，病院勤務時より，

---

7 「"もうだまっていられない"と思いませんか？『ちょっと踏んばる子育て』を広めようセミナー」と題して，2006.6.25.（日）尼崎市にある「ハーティ21」にて開催された。先輩たちの体験談を聴き，各々の体験を語り合う交流会となった。卒業生も含めた参加者は，200名を数え，大学教授や当時の尼崎市長を招いてのセミナーとなった。

活気ある地域の助産院を何軒も訪問し，近隣の開業助産師との勉強会にも積極的に参加した。特に，乳房マッサージは，地域の助産師に出会ってから，授乳指導ができるようになった。しかし，乳房に痛みを抱える母親の支援ができない，という限界を感じていた。そんな時，「桶谷乳房管理手技」に出会い，自らが地域での受け皿になるべく，学んだ。そして，桶谷式で乳房マッサージの認定を受けた後，尼崎市にて開業した。

相談室の特徴として，母乳育児の土台としての「食事療法」，母子の健康管理としての「手当法」，完全予約制ではない「待合室」，の3点が挙げられる。食事療法は，アレルギー改善と健康管理とを組み合わせたという意味で，また，手当法や待合室は福井氏が独自に採用したものであり，いずれも桶谷式（平田，2010）との差異が著明なものでもある。以下，各特徴について詳述する。

第1の特徴とは，母乳育児の土台となる「食事療法」である。母乳の味や質は，母親の食事と連動している。そのため母親は，「おいしいおっぱい」を子どもに飲ませるために，和食中心の食事に切り替えていく。食事と連動させることで，母乳の味や質の変化，乳腺炎の予防，子どもの飲み方の変化，ご飯食にて張る乳房，など乳房が生き物であることを体感していく。また相談室では，アレルギー児の支援に特に力を入れている。アレルゲンとなる食材を除去する食事法，「除去食」によって，子どもの皮膚症状に改善が見られることで，子どもの体が食物，つまり母乳で作られており，「食は命」という福井氏の語りと共に，食事・母乳・母子の健康状態が連動していることを学ぶ。

第2の特徴とは，健康管理としての「手当法」である。これは家庭での伝統的な手当て法を，母子の性質をふまえ，個別相談しながら，母親に実践させるもので，徐々に母親が子どもに対する観察力をつけていくものである。例えば，青梅を煮詰めた「梅肉エキス」，炒り玄米のおかゆである「玄米クリーム」や「本葛」，熱さましに使われてきた野草「ゆきのした」，漢方薬「葛根湯」「小青龍湯」「麻黄湯」，「ビワの葉」の焼酎漬け，「カリン」のはちみつ漬け，「番茶」「柿茶」などを使用し，発熱や咳，便秘や下痢，汗疹やおむつかぶれなどの初期症状に対処させることで，子どもに合った方法を見つけると共に，病気に対する観察力をつけ，はしかのような大きな病気の時も小児科の外来だけで，自宅療養できる看護力をつけていく。母親は，最終的に「ホームドクター」へと成

長していく。

　第3の特徴とは，乳房マッサージを「受ける場」と順番を「待つ場」が一体となっている「待合室」である。通常，桶谷式では予約制を採用しているが，相談室の「待合室」は全く異なっている。基本的には，来室順であるが，福井氏がその日の母親たちの乳房の状態，子どもとの授乳状態の相性をみながら，順番を決定していくため，福井氏に呼ばれるまでひたすら順番を待つことになる。私も第一子の時に，まず午前中に，子どもがお腹をすかせた状態で訪室し，授乳支援・乳房マッサージを受け，また授乳する，うまくいかなければ次の授乳時間まで待ってから支援を受ける，ということを体験した。こうなるとまさに，お弁当を持って「朝から晩まで」相談室にいることになるのである（写真 4-1）。

　また，オープンスペースのため，福井氏は乳房マッサージしながらも，周りの母親や子どもを観察しており，母親はいつでも福井氏に相談可能な状態にいる。そして，福井氏も別の母親たちの会話に入ったり，トラブルを起こした子どもを叱責したりもする。福井氏の指導も，個別に受けるだけでなく，他の母親への指導も聞け，「待合室」は，病気時の対応から乳腺炎の管理に至るまで，体験を共有させる「情報交換の場」となる。また，子どもが小さい時は，マッサージ中，他の母親に子守をしてもらい，他の母親がマッサージを受けている時は，子守をする「助け合いの場」となる。自分の子どもの成長も，他の子どもと比較する中で「成長を学ぶ場」ともなる。こうして「専門職」対「母子」関係だけではなく，多様な家庭が集まる相談室という「環境」を成立させることが，福井氏の支援を確立するための重要な背景となっている。しかし，開室当初は予約制を導入していたという。開室当初から個室ではなく，オープンス

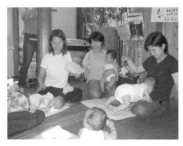
写真 4-1　待合室

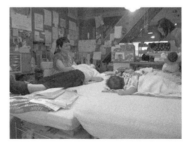
写真 4-2　マッサージの様子

ペースで行っていたため，マッサージが終わっても母親たちが相談したり，情報交換したりするなどして，なかなか帰らなかった。次第に，待合室は，母親たちの情報交換・相談の場と変わり，今のスタイルが確立していったのである（写真 4-2）。

　福井氏は，「待合室」でただ待たせているのではない。長時間，待合室で過ごすことになるため，母親は取り繕うことが難しく，普段子どもに接している姿をそこで「曝け出す」ことになる。また，子どもも普段の生活とは異なるため，同年代の子どもとけんかをしたり，福井氏やスタッフに注意されても大人の話を聴けなかったりと，「母親が見たことのない子ども」の一面を見る機会ともなるのである。

　すべての方法において，福井氏は，母親たちと共に実践の中で新しい方法を創り出してきた。開室当初は，アトピーにおける食事療法や生活改善指導を行っている医療機関や助産院は少なく，情報がないため，まさに母親たちと「手探りの毎日」だったという。先輩助産師からは，「子どもが教えてくれる，お母さんが教えてくれるから，とにかく教えてもらうつもりで，お金をもらいなさい」と言われた。「教えてもらっているからこそ，看護でお返ししようと思った」と福井氏は言う。当時の母親たちは，アンテナを張り，様々なことに挑戦し，信頼して任せられる人たちだった。例えば，当初，相談室ではアレルギーの子どもに対し，野菜中心の食事を指導していたが，栄養素やカロリーまでは把握できていなかった。すると管理栄養士の資格をもつ母親が，自分や子どもの食事をすべてカロリー計算し，「結構野菜って栄養素が入っていてすごいですね」と，食事療法が栄養素的にも問題がないことを明らかにしてくれた。このように指導している母親から，教えられることも多かった。また，厳しい食材制限があるからこそ，母親たちで創意工夫して，様々なレシピを編み出したりもした。こうして多くの母親たちの協力の上にできあがったのが「気くばり料理ブック（いい食事を考える母の会編，1988）」や「母乳育児 BOOK（福井，1992）」などのレシピブックだった。

第3節　活動のエピソード：来室から「自立断乳式」まで

　本節では，母親の相談室での体験を時系列に記述することで，相談室の支援活動について概観する。支援のプロセスは，三段階に分かれる。第一段階は，母子の相互行為としての母乳育児が確立する段階，第二段階は，母乳育児を土台とし，「手当法」を用いた母子の健康管理ができるようになる段階，第三段階は，これらを十分学習し，能動的に実施できると共に，他の母親に協力・支援できるようになる段階，である。

　第一段階は，母親側，子ども側，それぞれの問題を克服して，相互行為としての母乳育児が確立するまでの段階である。福井氏は，「母乳は必ず出るもの，出せるもの」と断言する。この時期は，特に母親の話をよく聴くことが大切だという。そして，母乳育児が母親側だけの問題ではないことを伝える。母乳は勝手に出る，子どもが勝手に飲む，のではなく，母親側では，乳首が短い・長い，分泌が遅いなどの問題があり，子どもの側では，大きな口を開けて顎を使って飲めない・最初から哺乳瓶を与えられると楽を覚えて乳房に吸いつこうとしない，などの問題がある。それらを母子で克服しながら，母乳育児を確立することで，母乳育児が子どもとの共同行為であることを学ぶ。

　もちろん，重要なのはまず乳房が変化することである。確実なマッサージ技術によって，乳房全体の温度が上昇し柔らかくなる，乳首の伸びがよくなり子どもが吸いつく，母乳が飛ぶなどの変化を，母親が体験する。またマッサージ前後に授乳させ，左右の哺乳量を測定・記入することで，数字を確認しながら，哺乳量の変化を体感する。特にマッサージ後に子どもが母乳を湧かせて飲めるようになってくると，「湧乳感」とともに「自分のおっぱいでも育てられる」という自信となっていく。そして，「出産直後は，多量に分泌しないことが『自然な姿』であり，子どもに何度も吸われることが分泌促進につながる」と，福井氏は説明する。抱き方や，口の開け方，タイミング，様々なことを子どもとともに試行錯誤することで，子どもが飲み易い体勢を発見し，何度も繰り返すことで，タイミングをつかみ，「この抱き方だと飲んでくれる」という独自のスタイルを子どもと共に確立していく。

　第二段階は，母乳育児を確立しつつ，遭遇する母子の病気に「手当法」を活

用して，乗り越えることで，母乳育児の意味が広がるまでの段階である。第二段階では，子どもの病気を通じての「手当法」，特にアレルギー症状のある子どもをもつ母親は，個別の「食事療法」を実践することになる。ここで重要なことは，「手当法」も「食事療法」も，直接的な医療行為ではないことである。つまり，医療や看護の専門家ではない一般の母親であっても，知識や意欲があれば，病院に行かなくともどこででも初期治療ができるのである。

　この時期の母親側の最大の敵は，「乳腺炎」である。福井氏は授乳を止めさせることなく，治療を行う。このことがいかに特別なことであるか，略説しておく。一般的に乳腺炎の治療は，授乳を止めて，抗生物質を服用するのが通常である。さらに，悪化した場合は，膿がたまっている箇所を切開するため，治療が長期化する。そのため，治療期間中に授乳を中断することで，母乳の出が悪くなり，人工乳へ移行したという母親も少なくないのである。しかし，福井氏は乳腺炎の原因である「硬結」を，乳房マッサージで取り除く技を持ち，子どもが「正しい飲み方」をしてくれれば，さらに除去が容易になるという。乳腺炎の原因の多くは，脂肪分や糖分の多い食事，または子どもの癖ある飲み方であり，まんべんなく乳房全体の母乳を飲むことができないことによって一部の乳腺が詰まりやすい状態になるからである。

　また，乳腺炎を発症すると元来甘みを帯びている母乳が塩味になる。それを母親に味わわせることで，「だからいつもと様子が違い，飲みたがらなかったのか」と，乳腺炎に伴う子どもの反応をも意味づけできるようになる。さらに乳腺炎は，母親側に痛みや発熱などの身体症状を伴うので，それを回避するために，母親が自らの乳房や子どもの飲み方の癖を認識し，食事に気をつけ，子どもの正しい飲ませ方など，どうしたら乳腺炎を予防できるのか，自ら積極的に試行錯誤するようになる。

　子どもの側の問題は，病気である。ちょっとした発熱や風邪症状に始まり，大きいものは，はしかなどの伝染病がある。福井氏は，「子どもは病気をしながら育っていくもの」だという。だからこそ，丈夫に育てるためには，「重症化」させないことが重要だと教える。風邪などの発熱・下痢症状は，体が異常を元に戻すための「自浄作用」であり，薬などでそのプロセスを止めず，子どもの自然治癒力を手助けし，高めるものを「手当法」と位置づけている。日常

的に子どもの観察を母親に意識させているので，「普段よりも活気がない」「いつもより食欲がない」などの変化を見逃さないようにさせ，変化に気付いた時点で，早めに初期治療（漢方薬・玄米クリーム・梅肉エキス・ゆきのした・柿茶など）を行わせ，電話にて経過観察を行う。福井氏は，24時間電話相談を受付けており，処置後，必ず母親に報告させている。それは，福井氏が見えない所で，母親に委ねて一人で体験させることでもあり，小児の場合は症状変化が速いので，もし処置に効果がなかった場合，症状を悪化させないためでもある。初期治療で対応できない場合は，早めに専門医に見せるように指導している。家で看ることのできる状態なのか，医療処置が必要なのかを，見極められるのも，週に1度は福井氏自身が，母子を観察しているからである。このような専門職のサポート体制下での，母親自身の失敗体験も重要である。失敗体験によって，より子どもへの観察力が増し，タイミングを逃さない対応が可能になるからである。そのためか，多くの母親が「『手当法』が役に立った」と感じていた。

　特に子どもにアレルギー症状がある場合は，「厳格除去食」という食事療法と手当法の組み合わせとなる。厳格除去食とは，一旦アレルゲンとして疑われる食材を一切排除し，数十種類の食材から始め，一つ一つアレルゲンを見つけだしていく食事療法である。限られた食材を基本とし，一週間に一品ずつ増やしていく。まず，母親がその食材を摂取してから母乳を子どもに飲ませて，アレルゲンとなっていないか，子どもの状態を観察する。問題なければ，次に，子どもがその食材を摂取して，子どもの状態を観察するのである。厳格除去食とは，こうして少しずつ問題なく摂取できる食材の種類・量を増やしていくという地道な作業である。また，ちょっとした環境や体調の変化が湿疹を悪化させることもある。例えば，子どもの人参アレルギー（非常に稀なケース）を発見した母親は，何度となく観察ノートをめくっては，天気の状態から，薬の使用，薬の組み合わせ，便の回数など，様々な観察項目を緻密に追っていった過程を書き綴っている（福井母乳育児相談室，2012a）。これらの作業は，決して容易なことではない。当時のことを彼女は次のように綴っている。「一時は，本当にこれでよいのか，この子を本当に育てていけるだろうか，母乳をやめてミルクにし，薬に頼ったほうが子どもも私も早く楽になるのではないか，という気

持ちと葛藤を繰り返した日々だった」「周囲の人の励ましが何よりの支えになり，しんどい時期を乗り越えられたことが，何よりの自信となった」「かゆがることなく，おっぱいを飲むのを楽しみにしている子どもを見ると，『母乳育児をつづけて本当によかった。薬物療法より食事療法を選んでよかった。そしてこれからも続けていこう』という気持ちを強くもてるようになってきた」。

　第三段階は，上述したような様々な困難を子どもと共に体験として積み重ねるうちに，食事療法・手当法を使いこなし，子どもの状態に対応して自分で様々な工夫を行えるようになったり，他の母親の子育てに協力したり，アドバイスしたりできるようになる段階である。この段階にくると，子育てが「社会的貢献」であることを，意識することもできるようになる。例えば，相談室では，ある母親が乳房マッサージを受けている際，その子どもの子守りを自然と誰かがするようになっている。積極的に引き受ける母親もいるし，福井氏から指摘されて，看る場合もある。相談室では，それが当たり前であり，拒否するような雰囲気にはない。また，子どもの飲み方をベテランの母親が飲ませることでチェックしたり，自分が考えてきたレシピを，他の母親に食べてもらい感想をもらったり，好評な場合は，レシピを他の母親たちに紹介したりもする。こうして相談室で母乳育児を体験することで，他の母親たちとのコミュニティが広がり，健康に関する社会活動を始めた母親などもいる。

　また，子どもの成長に従って，新たな問題に遭遇しても「みんながんばっているから」「仲間がいるから」と，問題を共有し，相対的距離感をもつことができるようになる。そして，子どもの性格やトラブルの原因を，福井氏や他の母親の視点を通じて，子どもとの距離をとり，母親としての姿勢を考えられるようになる。ある母親は，トラブルを起こした子どもへ福井氏やスタッフが真剣に叱る姿を見て，「向き合い方や言い聞かせで子どもが変化する瞬間を目の当たりにして，感動すら覚えた」と語っていた。

　相談室では，母乳育児の最後に，子どもに断乳の時期を決めさせる「自立断乳」を行っている。福井氏は，この自立断乳を母親が子どもの自立の意義や重要性を認識する「節目」と捉え，「おっぱいバイバイセレモニー」として実践している。この自立断乳は，野菜中心の食事療法と，長期授乳（2年以上）と並行する形で，福井氏が考案したものである。桶谷式では，1歳頃に断乳するの

が一般的であるが，福井氏の場合は，子どもがコミュニケーションできるという利点を活かし，親子で「話し合い」，子どもも納得して決めることを大切にしている。「飲み続けたいけどお兄ちゃんにもなりたい」と葛藤している子どもに，「お兄ちゃん」になることの大切さを話し，「おっぱいバイバイする？」という問いに，子どもが「肯定」でき，さらに，「まだ，おっぱい飲みたいよね？」という問いに，「もう飲まない」と「否定」できる時期を待って，「断乳式」の日程を福井氏と母親とで決める。断乳式とは，相談室の他の母親たちの前で，親子で正装し，最後のおっぱいを飲んだ後，母親の乳房にアンパンマンを書き，「おっぱいはアンパンマンになったから，バイバイしようね」と子ども自身に母親の服を下げさせるというものである。そして，その日の夜から一切授乳を止めるのである。

　また，断乳式を「通過儀礼」として受容することで，母親たちは「赤ちゃんだと思っていたけれど，いつの間にか，自分で決めて，自分で我慢できる」と子どもの今までにない力に気付き，共同行為としての「母乳育児」の終焉と，新たな母子関係の始まりを体験できる。ある母親は，息子の自立断乳を次のように語る（福井母乳育児相談室，2012b）。「今回の自立断乳を経験し，完全に自分の庇護下にいると思っていたはずの息子がその軒先にもいなかったことを思い知らされた」「『真下ではなく，私と対等にいる存在の息子』は信頼できる存在となり，『今まで以上に大切にしたい』と感じるようになった」。

　こうしたかかわりの中で，母親たちは，母乳育児を通した子育てをめぐる問題に対し，その都度アドバイスを受けながら，能動的に考え，自らの言葉で体験を語り，主導権をもった主体として行動できる「実践者」へと成長し，母乳育児の重要性を発見していく。このように思春期まで見据え，何が子どもにとっての幸せなのか，母子間で向き合える関係を構築させることが「母親育て」であり，「ちょっと踏んばる子育て」だと福井氏は考えている。例えば，アナフィラキシーショックを起こす重篤な牛乳アレルギーの子どもをもった母親がいた。そのため親切心からの菓子が子どもの命を脅かす危険があった。子どもは「どうして僕は牛乳が食べられないのか？」と，母親を困らせた。そこで，母親は子どもに一冊の絵本を描いた（國本，2002）。その中で「食べられない」と嘆く主人公の男の子に対し，豚のおばさんがこう語りかける。「あら，たべられな

いものがあるってそんなにいけないの？　にんげんだってせかいじゅうにいろんなひとがいるんだから，それぞれちがってもいいんじゃないの？」

　福井氏は，絵本のあとがきに次のように記している。「子どもに食べられないことを上手に教えて育てると，『好き嫌いをしている友達と一緒だと思って，特別視せずに当たり前に食べないんだ。食べられないことを悩んだことはないよ』とさらりと言ってのける子が育ち，その子どもたちの言葉に励まされています」「國本さんは，子どもをたくましく育てると同時に，子どもに余計な負担をかけない世の中にしたいと『絵本』を作ったのです。多くのお母さんの意見を参考にして作りました」。

第4節　理論的分析

　本節では，相談室の活動を大澤の規範理論を援用して理論的に分析する。第1項では，福井氏の母乳育児支援における前提としている関係性が，回帰のフェーズを通過した後の原初的な規範のプロセスにおいて重要であることを説明する。第2項で，乳房マッサージ・授乳場面における，福井氏－母親，福井氏－子ども，母親－子どもの関係性の変化について考察し，この2者間の母親の肉体〈乳房〉を介在させた「身体の溶け合い」を通じて，〈乳房〉の原初的な規範（意味）が形成され，母乳育児の意味が醸成されていく動的プロセスを明らかにする。最後第3節にて，「母親の能動性を育む」という規範が，同じ待合室にいる支援者，母親，他の母親の中で形成，伝達され続けていることによって，それぞれの母親にとっての母乳育児の意味の強化・安定が可能になっていることを提示する。

1）回帰のフェーズを通じた原初的なフェーズへ

　問題提起において，子育ての当事者である母親たちが，支援の対象者とされ，育児の能力や資質を常に問われ，支援を受けながらも，母親役割遂行だけを求められることで，自ら「私の子育て」がこれでいいのかを決められない状態に陥っていることを指摘した。対照的に，相談室での実践は，専門職の支援や自らの実践体験を通じて，母親自身が「私の子育て」の意味を形成し，母親とし

ての自己決定権と自信を獲得する支援となっていた。以下では，乳房マッサージを基盤とした，専門職である福井氏のかかわりが，母子間にどのような相互作用を生み出し，関係性を構築していくのか，その動的プロセスを，規範理論を用いて考察する。

　第2章第3節で紹介したように，回帰を通じた原初的なフェーズにおいては，身体の溶け合いを妨げる要因を排除していくことが最も大切である（杉万，2013）。固定した役割分担や上下関係の落差が大きい階層構造などは，溶け合いを困難にする。福井氏の支援は，母親の話をよく聴き，時には信頼して任せ，自らもそこから学ぶ姿勢に貫かれている。つまり，一方的な支援ではなく，時に教え，時に教えられ，時に支え，時に支えられるという柔軟な役割分担となっている。また，高い技術をもっている絶対的な専門職として君臨するのではなく，時には厳しく，時には優しく，横に寄り添い，共に歩みながら，指導していく新たなリーダーシップを実践していると考える。

　指導の基本姿勢において，常に母親から学ぼうという姿勢，母親と一緒に試行錯誤しようとする姿勢が見られる。長年の経験から，その時点での妥当な方法を提案するが，すべてがうまくいくわけではない。母親の性格や子どもの性格や相性，母親や子どもの体質，どれをとっても同質なものはないからである。すべての事例において，福井氏が想定できない「初めて」の部分があるのである。福井氏が大切にしていることは，母親自身が「やってみる」ことであり，母親が自ら実践する中で子どもを観察する目が育ち，その観察に基づき，次の一手を一緒に考えていく。こうすることで，福井氏が一方的に指導し，それに従うという関係ではなく，母親は信頼されているという安心感のもとに，共同実践者として，一緒に一人の子どもの個別性に向き合っていくことになる。栄養素やカロリー計算の例や，レシピブックなどはまさに共同実践そのものである。

　また，子どもの人参アレルギーを発見した母親は，このようなプロセスを，気持ちが揺らぎながらも，福井氏の支援を受けながら，実践の意味を生成し，また壊しつつ，最終的に自らの実践の意味づけを「人参アレルギー」と決定することができた。だからこそ，その経験を，「母親として自信を得ていく様」として綴ったのである。

2) 乳房マッサージを基本とした3項関係的な身体の溶け合いを通じた原初的な規範形成

本項では，第2章第3節の理論を用いて，乳房マッサージの場面・授乳場面について考察を行う。具体的には，3つの3項関係から，〈乳房〉や母乳育児の原初的な意味を生成し，母親の能動性が生まれ，母親自身が個別の母乳育児の意味を見出していることを論じる。

母乳育児における第一の3項関係とは，「福井氏－〈乳房〉－母親」の関係である。〈もの〉としての〈乳房〉を共に眺め，身体の溶け合いによって，〈乳房〉の意味を形成することである。この〈乳房〉を通じて，専門職である福井氏は，福井氏が提唱している母乳育児の意味世界を母親へ書き写す〈翻訳者〉としての役割を果たしている。同時に，福井氏は，規範の声の主とオーバーラップし，原初的な「第三の身体」として現前する。福井氏の乳房マッサージによって，「福井氏の視点－〈乳房〉－母親の視点」が，近傍（手の届く範囲）で3項関係を形成し，母親は身体の溶け合いを通じて，福井氏の視点から母乳が湧き出る場面を何度も見ることで，新しい意味を獲得する。マッサージを受けるまでの乳房とは，〈母乳が出るかどうかわからない乳房〉であり，出産直後から非常に固く緊満した乳房は，〈自らでは管理不可能な乳房〉である。それが，福井氏の乳房マッサージによって，乳房全体の温度が上昇し，柔らかくなる。やがて，目の前で母乳が飛ぶ姿を目のあたりにする。今まで，子どもがどのくらい飲んでいるのか，母乳が出ているのかすら，確認することができなかったものが，母乳が出ている姿を見ることで，〈必ず母乳が出てくる乳房〉としての意味を獲得する。さらに，食事に気をつけ，おいしい母乳を飲ませることは，〈乳房〉が子どもにとって〈命を育み，健康を維持するもの〉となる。そして，アレルギーのある子どもにとって，その子の身体に合わせた「オーダメイドの母乳」となるため，〈代用品がないかけがえのないもの〉となっていく。同時に，このようなプロセスを経ることで，母親にとって母乳育児が，〈継続すべきもの〉〈自分しかできない特別なもの〉という意味を獲得し，母乳育児継続のモチベーションとなっていく。

特に乳腺炎が起きた場合，一般的には瞬時に〈使用不可能な乳房〉となるのだが，福井氏の場合は，乳房マッサージを受けながら授乳を継続できるので，

〈継続可能な乳房〉として現前し続ける。また，福井氏から乳腺炎の原因を教えられることで，〈予防不可能だった乳腺炎〉に対する予防策を考えることができるようになり，〈自らが管理可能なもの〉という意味を獲得する。そうすることで，〈乳房〉が〈生き物〉であることがわかり，食事や子どもの飲み方を管理調整することで，トラブルを起こすことなく母乳を継続できるようになるものである。

　母乳育児における第二の３項関係とは，「福井氏－〈乳房〉－子ども」の関係である。これは，福井氏－子どもの〈乳房〉を間にしながらの関係であるが，身体の溶け合いや原初的な意味生成は，「福井氏－母親」間，「子ども－母親」間でなされていることに注意していただきたい。そこに第二の３項関係によって，母親には変更不可能な子どもの意味が福井氏によって変化させられ，そのことによって，「子ども－母親」関係も変更することができる。私は当初，母乳が出ないのはすべて母親に原因があると思い込んでいた。そのため，相談室に行く以前は，母乳が出ていないのではないか，不足しているのではないかと常に不安に思い，自らの身体が「欠陥品」であるかのように感じ，「母親失格」なのではないかとさえ思い込んでいた。理由がわからず，子どもに泣かれるたびに，母乳が足りないからではないか，と不安に感じ，追いつめられた時には，子どもの泣き声が「母親失格」と言っているかのようにさえ思えていた。しかし，相談室に通い始め，第一子の飲み方や舌の状態を福井氏が観察し，「この子飲み方下手やね」と言われた時，「私だけが悪いわけではなかった」と救われたような思いになった。この様子から，母乳育児がうまくいかない原因が母親だけでなく子ども側にもあることを知ったのである。福井氏が〈飲み方が下手〉な子どもに，口を大きく開けさせる練習をさせる姿や，頬の筋肉を柔らかくするマッサージをする姿から，〈子どもがうまく飲まないと出ない乳房〉という意味が生まれ，練習することで〈母乳を飲める口〉をもった子どもになることを知る。また，出産後，早い段階で哺乳瓶に慣れてしまうと，子どもが楽をして乳首を吸わなくなる場合があると教えられ，口を縦に大きく開ける練習をさせられることに号泣する子どもの姿を見ることで，〈何を考えているかわからないコミュニケーション不可能な子ども〉が〈明確な意思があり，コミュニケーション可能な子ども〉として立ち現れてくる。だからこそ，母乳育児がうまくいくた

めには，母親だけでなく子どもの協力が必要であり，子どもが泣いても頰の筋肉を柔らかくするマッサージをし，乳首を含ませ，何度も練習しようと母親が能動的に取り組むようになるのである。

　母乳育児における第三の3項関係とは，「母親-〈乳房〉-子ども」の関係である。上記の2つの3項関係を通じて，母乳育児の阻害要因を乗り越えることで，〈乳房〉が〈母乳が出るかどうかわからない乳房〉という不確実なものではなく，〈いつでも使用可能なもの〉として立ち現れる。第三の3項関係とは，「第一の3項関係によって新しい意味を獲得した〈乳房〉」と，福井氏と子どもの3項関係によって新しい意味を獲得した「〈母乳を飲める口〉となった子ども」との3項関係である。〈乳房〉は〈いつでも使用可能なもの〉であるので，母親は安心して子どもに授乳することができる。そして〈乳房〉は，子どもに何度も吸われ，毎回の授乳量を測定し数値化することで，〈変化し，母乳量が増えていくもの〉という意味を獲得する。〈何を考えているかわからないコミュニケーション不可能な子ども〉に母親が話しかけることは困難であるが，第一の3項関係で，母親は母乳育児の不安が取り除かれ，自信を獲得し，第二の3項関係で，子どもは〈明確な意思があり，コミュニケーション可能な子ども〉として母親に立ち現れている。そのため，第三の3項関係である「母親-〈乳房〉-子ども」において，身体の溶け合いが生じ，意味生成が可能となる。母親は，子どもと様々な抱き方を試し，〈必ず母乳が出てくる乳房〉を〈母乳を飲める口〉をもった子どもが飲めるようになり，子どもがのどを鳴らして母乳を飲む姿や，満足そうな顔を見聞きすることで，母親は「おなかいっぱいになったのね」と言葉掛けができるようになる。子どもには，心地よい抱き方をされた場面が〈お乳を飲む〉という意味生成につながる。つまり，授乳の姿勢そのものが〈お乳を飲む〉ことを意味するのである。さらに成長に従い，顔の判別が可能になると，母親の顔を見ただけで口を開けるように，特定の〈ひと〉や場面そのものが〈お乳を飲む〉ことを意味するようになるのである。このような身体の溶け合いを何度も繰り返すことで，母親-子ども間の意味世界が広がるのである。

　以上から，手当法や厳格除去食は，〈子どもの病気〉や〈アレルギー症状〉を介した3項関係と位置づけることができる。〈子どもの病気〉は，まず第一の3項関係にて，病気はならない方がよいという一般的な〈不必要な病気〉と

いう意味から，子どもは病気をしながら育つものという〈丈夫に育てるために必要な病気〉という意味へと変化する．さらに，発熱・下痢症状は，体が異常を元に戻すために必要な〈自浄作用〉という意味を獲得し，そのプロセスを薬で止めるのではなく，〈子どもの治癒力を高める手助け〉として手当法が位置づけられている．このような前提から，第二の3項関係において，普段の福井氏の子どもの身体を通じたやり取り（全身観察など）を通じて，母親は子どもの小さな変化を意味づけできるようになる．例えば，「普段より活気がない」「いつもより食欲がない」などの小さな変化に気付けるようになる．また，手当法は家庭において，つまり，福井氏のいない状態，第三の3項関係中心に行われる．小さな変化に気付き対応できた場合は，2者間で意味が生成できた場合である．しかし，体験の少ない母親が，いつも妥当な対応ができるわけではない．そのような時に重要となってくるのが，福井氏の24時間対応の電話相談である．症状を説明し，別の手当法を教えてもらう，重症化しているので専門医に見せるように，などの指示をもらうことができる．このように，第一から第三の3項関係を体験していく中で，母親-子ども間で様々な病気に対応することが可能になるのである．

　厳格除去食は，こうした3項関係が日常化されたものと位置づけることができる．〈子どもの病気〉は，非日常的なものであり，その時期に限られたものである．しかし，アレルギー症状は，いつ，何が原因で起こるか，予測することができない．症状が出たところから対応するしかない，という前提から始まる．第一の3項関係において，アレルゲンとして疑われるものを一切排除した食材から始める．この段階では，母親は福井氏の知識と経験に委ね，〈言われるがままに信じてやってみる〉状態である．緻密な観察ノート（付録）をつける中で，回転食など様々な規範（ルール）を体得していく．3ヶ月ほどすると，だいたいの症状は落ち着いてくるため，そこで初めて「アレルギーは質と量」「医食同源」などといった福井氏の指導が〈正しいもの〉として立ち現れてくる．食事と手当法を併用しながら実践を続ける中で，第二の3項関係における〈アレルギー症状〉を介した福井氏と子どものやり取りを通じて，具体的な考え方や子どもの特殊性・個別性などが見えてくる．病気や環境の変化や食材を増やすプロセスにおいては，第三の3項関係における24時間体制の母親-子ど

も間における濃厚な身体の溶け合いが重要となってくる。前述した「人参アレルギー」の事例は，まさに母親の日々の葛藤を記述しており，意味が立ち上がっては消え，成功体験と失敗体験の繰り返しとなる。そのようなやり取りを継続することによって，母親は〈大概のことには対応できる〉という自信をつけ，我が子の体調に関しては一番よく理解しているという意味での〈ホームドクター〉へと成長していくのである。

3) 規範（意味）を「待合室」の母親たちに一方的に伝達することによる規範（意味）の強化・安定

本項では，相談室の特徴の一つである「待合室」について考察する。第2項において，3つの3項関係による原初的な規範（意味）形成について詳述した。第一の3項関係から第三の3項関係に至ることで，母親‐子どもの間で安定した規範（意味）生成が行われているかのように見えた。しかし，作用圏の外部には違和的な身体が存在しており，原初的な規範は常に発達か崩壊かの危機に瀕している。例えば，父親は，相談室には基本的に入室不可であり，福井氏のやり方を理解するのが困難である。そのため，厳格除去食は，非常に特殊な方法であるため，一種の〈気違い沙汰〉として見える場合がある。すると母親は，全面的に福井氏を信頼する反面，父親の反対にも対応しなくてはいけない。また，母親がよくぶつかる問題として，ママ友達との母乳育児や食事の意味の差である。多くの母親は母乳を飲ませたいと思ってはいるが，食べたいものを我慢してまで，母乳育児を続ける意味を理解できないし，食事への配慮（農薬や化学調味料を避ける，安心で安全な食べ物が高価でも購入する）の差が大きい場合，相談室の取り組みの規範（意味）が大きく揺らぐことになる。そのため，3つの3項関係から立ち現れた規範（意味）が安定し，さらに発達するには，常に原初的な身体の溶け合いによる意味の生成と共に，一方的な意味の伝達が必要となる。その伝達の場が，「待合室」である。

第一段階の支援にて，福井氏と母親間の3項関係にて生成された意味は，授乳行為，乳房トラブルや子どもの病気や湿疹などを通じて，子どもとの3項関係にて体験的に感受すると共に，「待合室」にて体験を共有することによって，他の母親たちへ一方的な意味の伝達が行われ，強化される。例えば，授乳がう

まくいかない場合，他の母親が実践している抱き方や声かけなどを目にすることで，「あんなやり方もあるのか」と実践のバリエーションが増えたり，福井氏が他の母親を指導している様子をかいま見ることで，他のやり方を知ったり，またやってはいけないことを学んだりする。子どもの病気や湿疹も，先輩となる母親の成功例・失敗例を聞いて，納得したり，励まされたりする。理解してもらえない家族への対応の話を聞いたり，ママ友達との対処方法を教えてもらったりもする。そうすることで，新たに立ち上がってきた母乳育児の意味が子どもとの共同行為の中で，「私が母乳育児を続ける意味」として強化され，安定化するのである。

　さらにスタッフや他の母親たちとの身体の溶け合いによっても，意味が生成され，学習が生じる。それが，食事療法や手当法を実践する中で，少しのアドバイスだけで，母親が対処行動をとれるようになることであり，他の母親たちの体験を聴くことによって，様々なケースを学び，最終的には家庭での看病を電話指導なしで対応できるまでに成長するのである。このとき，福井氏は「いつでも相談できる存在」であり，「声（直接的なアドバイス）がなくとも，声（アドバイス）が聞こえる」存在となる。

　このような意味の一方的な伝達により，「福井氏-〈乳房〉-母親」，「福井氏-〈乳房〉-子ども」の3項関係で生成された意味を，「母親-〈乳房〉-子ども」，による3項関係において，何度も実践することによって，意味が強化・安定し，母親自身が実践主体となっていく。しかし，母乳普及率が示すように，母乳育児を継続させることは容易ではない。それを可能にしているのが，同じ体験を共有した母親たちの存在であり，「いつでも困った時に相談できる専門職」の存在である。この2重構造が，自らの頑張りに意味を与え，「私だけじゃない」「見守られている」という動機づけや安心感になっている。

　こうした子どもとの共同行為である母乳育児を「自立断乳式」という通過儀礼として迎えることで，母子関係は一つの終焉を迎える。生まれたての赤ちゃんは，はっきりとした〈ひと〉を帯びておらず，その成長の段階で獲得することが知られている（浜田訳編，1983）。自立断乳式とは，母親の前に子どもが明確な主体として現前する最初の機会となっている。この「自立断乳式」は，境界が不明瞭だった母子関係の終焉と，子どもの〈ひと〉としての主体の始まり

と捉えられるのではないか。母親が感じた「真下ではなく，私と対等にいる存在の息子」は，母親の前に初めて現れる主体としての息子の姿であり，母子関係が新たな段階へと成長したことを実感できる節目となっていると考えられる。

このようなプロセスを体験することが，福井氏の提唱する「子育ては，決して楽なものではなく，川のように続く」ものであり，妊娠・出産は出発点にしか過ぎず，子育てにおいて直面する様々な困難を乗り越える最初の段階が，母乳育児と捉えることができる。また，福井氏は「これを乗り越えられなければ，今後の困難は到底耐えることができない」と考えている。しかし，各々の困難には，共に「私の知識」を形成する支援者が必要であり，乗り越えた体験が母親の自信になり，やがて自ら対処行動を起こせる自立を果たし，能動的に困難を乗り越えていけるようになる（福井，2002）のである。

ここで断っておく。本書は，母乳育児を無条件に称賛し，「母親は母乳で子どもを育てるべき」と主張するものではない。このように母乳育児の共同行為としての意味を考察することが，諸事情で，直接母乳を与えられない母親たちに，罪悪感を与えることなく，代替案を示すことが可能になるのである。母乳育児の本質は，母親の〈乳房〉を通じた近傍での濃厚で頻回な身体の溶け合いによる意味の生成にある。そのため，母乳でなければ意味生成が行われないわけではない。例えば，先行研究（樂木，1997）によって，養育者が不特定多数の保母である乳児院乳児は，自己と他者の分化が，家庭乳児と比較すると遅延することが明らかになっている。ここから乳児期において重要なことは，一定の養育者との，互いに顔が確認できるような近傍での濃厚で頻回な身体の溶け合いであることが示唆される。ここから，母乳育児が困難な場合，授乳する際に必ず子どもを抱き上げ，顔を見て話しかけながら行うなどの代替案が考えられる。また，3項関係を基盤とした密な身体の溶け合いは，授乳だけではなく，排泄行為（三砂編，2009）でも可能である。看護専門職は，「こうあるべき姿」から要支援者を見つめるのではなく，要支援者の現状を同じ地平，同じ視点に立って寄り添うように眺めることが常に求められているのである。

第4節　理論的分析

付録　観察ノート

第 5 章

要介護者・家族介護者が感じる〈生きづらさ〉に寄り添う〈支援〉

第 1 節　社会的背景と問題意識

　本節では，本書の問題背景として，近代化が進行した先に登場した認知症介護支援の問題点についてグループ・ダイナミックスによるアプローチから再検討する。特に，現在認知症介護支援において「当たり前」とされている「介護＝負担」という等式に焦点をあてて，問題点を整理する。

1)「介護＝負担」という等式

　厚生労働省は，高齢者人口の約 1 割が，認知症日常生活自立度Ⅱ以上の認知症高齢者で，要介護認定者の 6 割を占めており，今後も認知症高齢者は増加傾向にあるとしている（厚生労働省，2013）。これまでの主な認知症施策に対しては，①早期受診・対応の遅れによる認知症状の悪化，②認知症の人が住み慣れた地域で可能な限り生活を続けていくための介護サービスが量・質の両面から不足，③地域での認知症の人とその家族を支援する体制が不十分，④医療・介護従事者が現場で連携がとれた対応ができていないケースがある，などの課題が指摘されてきた。そこで国は，認知症施策推進 5 か年計画を策定し，2013 年（平成 25 年）から「認知症になっても本人の意思が尊重され，できる限り住み慣れた地域のよい環境で暮らし続けることができる社会」の実現を目指している。具体的な対応策として，早期診断・早期対応し，医療サービス・介護サービスを構築した上で，日常生活・家族の支援を強化する，としている（厚生労働省，2012）。ここで前提となっているのは，在宅における認知症介護における「家族介護」であり，その介護は家族にとって相当な「負担である」との認識から，公的サポートの方向性は「家族の過重な負担の軽減」とされている。

家族介護者の介護負担は,「介護に伴う困惑感や犠牲感」,「介護者の日常生活の変化」,「経済的困窮」,「健康障害」などの問題がクローズアップされてきた。介護負担は,家族介護者のみならず,要介護者にとっても重要な問題であるため,介護負担軽減を目的とした研究が 1970 年代後半から盛んに行われてきた。研究の初期段階においては,介護者の介護負担を客観的に測定する尺度開発が行われた。しかし,負担の要因を説明変数とした時,同じ要因であっても,研究によって負担への影響が異なり,統一された知見が得られていない場合も多い,という問題が指摘されている (中原,2004)。また,介護負担 (負担感) の要因に関しても個別差が大きく,多様化しており,その要因同士の相互作用も複雑で,要因間の関係性を考慮する必要性も指摘されている (安田他,2001；唐沢,2006 など)。

2) 認知症介護支援における問題点
　本項では,前項で示した既存の研究アプローチが前提としている 4 つの問題点を指摘し,その問題点を乗り越える新しい認知症介護支援の必要性について述べる。これによって,既存の研究アプローチが前提としている「介護＝負担」という等式そのものを問い直し,なぜそのような前提が自明のものとして語られるようになったのか,をも分析できる。
　従来の認知症介護支援では,要介護者は認知が欠損している状態であり,社会的・職業的機能水準の著しい低下状態とされ,その機能を補うだけの「介護力」が家族や支援者に必要だとされている。つまり a) 要介護者の認知機能・能力の低下を問題とし,その機能・能力低下を補うことが支援の目的とされていること,b) 専門家の支援が,認知機能・能力低下した患者を支援するという非対称な指導関係を当然とすること,を特徴としている。また,在宅での介護支援においては,c) 家族の「介護 (能) 力」の不足が問題とされ,d) 家族への専門職支援も,家族の介護 (能) 力不足を支援するという非対称的な指導関係が,前提とされている。そのため,認知症介護が「負担」とされるのは,a) 要介護者の認知機能・能力の低下を問題とし,その機能・能力低下を補うことが支援の目的とされているためであり,その機能・能力不足を家族や支援者による介護によって「補完する」関係から生じているのである。

このような特徴は，近代医療の特徴，すなわち，医師は患者個人の疾患にのみ注目し，その疾患を圧倒的な権威を有する専門家として治療するという特徴とパラレルな状況である。従来の認知症介護と近代医療の特徴の根底には，個人の内面を注視し，生を管理の対象とする近代の価値観がある。では，近代化が大きな曲がり角を迎え，ポスト近代という新しい時代に入りつつある今，必要とされている認知症支援とはいかなるものであろうか。

近代を高度の普遍性と確固たる個人主義を追求した時代と捉えるならば，ポスト近代は，具体的現場性と関係主義へと回帰する時代である。言いかえれば，私が医療（第3章）や看護（第4章）において指摘したように，認知症介護支援も，問題を要介護者や家族の内部に求め，支援者が要介護者や家族介護者を管理的姿勢で支援するのではなく，支援者が要介護者に寄り添いながら，現場を共有し，両者の「溶け合う関係」を通じて支援する必要があるだろう。また，認知症の在宅介護の場合には，同様の関係が，認知症高齢者・家族介護者・支援者の間に形成される方向で，支援がなされる必要がある。

既存の研究では，介護を肯定的に捉え対処する姿勢を介護者個人のもつ「主体的肯定感」「対処能力」と捉え，その構成要素を分析するというアプローチが多々見られる。例えば，櫻井（1999）は，介護肯定感が負担を軽減することを明らかにする中で，その肯定感は「介護者個人の能力」という前提に立っている。しかし井口（2001）は，介護者の主体的な対処過程を視野に入れた家族介護者の困難経験の探求は十分ではないと指摘する。大部分を占める老年学の負担感研究は，「負担感」などと呼ばれる介護者の心理的状態への影響変数の探求が主眼であり，困難経験の過程への注目は不足しており，介護者の主体性は，ストレスの説明変数であるストレッサーの効果の緩衝要因と捉えられているに過ぎず，対処に限っていうと，対処類型を指摘するにとどまり，対処過程の分析は不足している，と述べている。

また三好（2003, p. 1）は，介護において本当のことが語られていないという。「語られるのは，介護する家族の『悲惨』と，それを解決するための『制度』，『政策』なのである。制度をよくして介護力さえ確保すれば，老人問題は解決するかのように思われている。しかし，そこでは，その介護力によって何をするのか，という介護の中身が問われることはない」のである。施設などで

の「抑制」の問題も,「発想を変えないで,看護師の数を増やせば,『余裕を持って手足を縛って歩く』ことになるだけなのではなかろうか」と私たちに問いかける。そして,本当に問われているのは,「痴呆や寝たきり老人にどう関われはよいのか,という関わり学」であり,「介護とは単なる介護力ではなく,介護関係」なのである。

3） 近代化による問題点を克服する先駆的な認知症介護支援実践

1989年に発症してから24年間,在宅で認知症の妻Kさんの介護を行ってきたT氏の取り組みの中に,新しい認知症介護における一つの方策を見出すことができた。T氏は,妻の病気を問題とするのではなく,ⅰ）支援の方向性を「妻が楽しくなるような介護」と定め,ヘルパーたちに支援を求めた。そして,T氏の周りの支援者たちは,T氏の介護力不足を問題とするのではなく,ⅱ）今必要な支援を「課題」とし,その課題解決を試みた。また,在宅での認知症介護が一般化される前から,ⅲ）支援者たちは,KさんやT氏に寄り添いながら,日常生活の課題に共に向き合い,Kさん-T氏-支援者たちの間で溶け合う関係を通じた支援が,長期にわたって行われていた。

本章では,井口（2001）や三好（2003）と問題意識を同じくし,前述した近代化による問題点を克服する先駆的な実践の関係性に注目し,認知症介護支援について考察する。具体的には,T氏が作った京都市にあるNPO法人「認知症居宅介護研究所」をフィールドとしたアクションリサーチを通じて,「認知症を生きる人」を支えるケアについて詳察する。そして,そこからT氏（家族介護者）やその妻Kさん（要介護者）を取り巻く人々（支援者）が24年間にわたって実践してきた認知症介護について,大澤の規範理論を援用して考察する。

結論を先取りすれば,溶け合う関係を基盤とした支援によって,「介護＝負担」という等式が崩壊し,「『支援があればできる』認知症を生きる人」と「それを支援する人」という新たな支援関係が醸成されること,認知症を生きる人の世界とは,「未だ歩んだことのない新しい道」であり,在宅介護の現場は,規範（意味）の原初的形成の場となっていること,認知症を生きる人は,〈プロレタリアートの身体を生きる〉のであり,彼らの願いは「〈よく生きる〉こと」であり,支援の発動点は常に要介護者側に存在しており,それを支援者側が自覚

する必要があること，介護者に求められている〈専門性〉とは，自らの生活世界から出て，相手の生活世界に飛び込み，そこから必要な支援について考える姿勢であり，その姿勢によって新たな支援を創出する可能性に開かれていること，を示す。

第2節　フィールドワーク：「認知症居宅介護研究所」

　はじめに，フィールドワークの概要について説明する。続いて，研究フィールドである NPO 法人「認知症居宅介護研究所（以下，「研究所」）」とその活動について説明する。

1) フィールドワーク

　本書は，当事者と研究者の協同的実践によるアクションリサーチを採用している。これは，当事者と研究者が同じ土俵の上で，互いに影響を与え合っているという前提から始まる実践である。アクションリサーチは，集団力学（グループ・ダイナミックス）を創始した Lewin（1948/1954）によって提唱されたものであり，「望ましいと考える社会的状態の実現を目指して研究者と研究対象者とが展開する共同的な社会実践」を指す（矢守，2010，p. 11）。

　T 氏を知ったきっかけは，T 氏の自宅で行われていた「堀川病院史研究会」に参加したからである。T 氏も堀川病院で医師を勤めたことがあり，その場で，T 氏から研究所の勉強会を紹介していただき，研究所の趣旨にある「認知症を正しく理解してもらい，必要だと考える，特に在宅でのケアのモデルを発信したい」という思いに共感し，当時同じ研究室だった竹内みちる氏と共に参加することにした。

　具体的には，2008 年 9 月から「研究所」の月一回の研究会に参加し始めた。研究会には，NPO の会員として質問や議論にも積極的に参加している。T 氏をはじめとした関係者に適宜インタビューも行った。研究会で議論された内容（音声情報）は，関係者の協力によりすべてトランスクリプト化（テキスト化）された。テキスト化されたデータは，合計約 36 万字（400 字詰原稿用紙 900 枚相当）である。本章で使用したデータは，研究会での議論，インタビュー，お

よび T 氏が運営する HP の体験談（約 8 万字，400 字詰原稿用紙 200 枚相当）である。

　研究における倫理的配慮としては，協力者はすべて研究所の目的を共有している参加者たちであり，データは，「認知症を正しく理解し，認知症の人の心に寄り添う介護」を伝承・開発するために使用するものとして了解を得た。また，データは研究者が責任をもって管理する，個人名が特定できるような形では使用しない，ということで了解を得た。

2）NPO 法人「認知症居宅介護研究所」

　NPO 法人「認知症居宅介護研究所（以下，「研究所」）」とは，医師である T 氏（93 歳）が，アルツハイマー型認知症を発症した妻，K さん（享年 88 歳）を自宅にて 20 年間介護してきた体験をもとに，「『認知症を正しく理解し，認知症の人の心に寄り添う介護』を伝承・開発すること」を目的として，2008 年 10 月に発足した NPO 法人である。その設立の背景には，それまでの在宅の 20 年間の介護は失敗・ピンチの連続であったが，ヘルパーを始めとした多くの人の支援に支えられ，従来とは異なる「新しいケアモデル」を発見し，「居宅介護一筋」に「今日一日を（K さんと）共に暮すことができた」，という思いがある。

　発症して以来，多くの支援者に支えられて在宅介護を続けてきた T 氏であったが，2007 年 6 月のコムスン・ショック[8]によって，夜中の介護に事欠くようになった。T 氏は，今までのように「ヘルパーを派遣してほしい」と繰り返すだけでは，介護をめぐる状況は改善しないと考え，在宅生活を支援する新たなチャンスを呼び寄せるために，自分の経験を世に発表するという「新しい挑戦」に思いを託すことにしたという。認知症の一つ一つの障害を「正しく」理解することで，障害を抱えながらも「楽しく，明るく，生き生きと暮す」ことのできる，今までの方向とは異なった介護方法があることを数多く発見できた，という思いから，これらの貴重な「介護のあり方」を埋没させるのでなく，広

　8　コムスン・ショック：2007 年 6 月介護サービス最大手だったコムスンが厚労省の処分を受け事業からの撤退を決定．コムスンのサービスを受けてきた過疎地や深夜の訪問介護の利用者を中心に"介護難民"と呼ばれる介護を受けたくても受けられない利用者が急増した事件．コムスンは，採算のとりにくい利用者の多くを，現場に無理を強いることで担ってきたが，過酷な労働条件や待遇面の厳しさなどから，今後の引き受け手の不在が続き，現場に混乱を招いた．

く認知症の人とその家族，さらには「認知症介護」を担当するヘルパーなどに，伝える必要性を痛感した。

　また，2007 年 10 月に体験から得られた知識をもとに，認知症の在宅介護に関する情報交流を目的としたホームページを開設し，多くの反響を呼んでいた。情報交換する仲間が 100 人まで増え，毎年，体験記を学校の試験問題に使わせてほしいという要請が来ることも後押しした。2008 年 5 月有志が集まり，設立の準備を重ね，同年 10 月特定非営利活動法人「認知症居宅介護研究所」として認証を受けた。

3）活動の内容

　「研究所」では，月に 1 度，T 氏の自宅，妻 K さんが療養しているベッドサイドにて，研究会を開催してきた。2008 年 8 月 10 日に第一回を開催し，その後も発症当時からのヘルパーたちを講師として招き，体験を時系列的に語ってもらい，それを聴いて議論するという形式を採用してきた。大きな目的としては，在宅における認知症介護のよりよいケアモデルを構築することである。2010 年 4 月第 21 回研究会までは，主として家族介護を支え，共に新しい介護を作り出してきたヘルパーたちの語りを聴き，記録し，質問や議論を重ねてきた。2010 年 5 月第 22 回研究会以降では，認知症居宅介護の現場が抱えている困難な課題について広く取り上げ，議論を重ねる中で新たな方向性を見出そうと，様々な立場の人に語ってもらうことを試みている。研究会には，ヘルパーだけでなく，ケアマネージャー，ヘルパー派遣事業所の職員，看護師，研究者，介護福祉士，栄養士，介護経験者，認知症の方とその家族など，様々な立場の人々がメンバーとして参加していた。

　研究会は，2014 年 1 月まで継続し，全部で 51 回の研究会が開催された。現在は，認知症カフェ「いきいき」として月に 1 度，自宅を解放し，ヘルパーが常駐しているので，家族だけでなく認知症当事者も一緒に安心して参加できる場を提供している。

第3節　活動のエピソード

1) 24年間の在宅での介護生活

T氏は，24年間の在宅介護を振り返り，「天使のようなヘルパーさんに支えられた」と語る。しかし，24年間の歩みは，筆舌に尽くしがたいピンチの連続であった。本項では彼らの実践の全体像を紹介する。

戦後から続く医療住民運動（孫，1998）の盛んだった病院の院長を務めていたT氏（当時64歳）は，1988年嫁ぎ先の娘から，妻K（当時63歳）さんの「様子がおかしい」という電話を受けた。同じ内容の電話をKさんが何度も親戚にかけているというのであった。それから，徐々に変化に気づいていく。料理が得意であったKさんの毎日の献立が単調になり，T氏の好物である「鯛の刺身」が毎日のように食卓に並んだ。ある日「鯛の刺身」が冷蔵庫だけでなく，押入れからいくつも出てきた。さらに「財布がとられた」という電話が職場にかかってくるようになり，医療機関を受診，「アルツハイマー型認知症」と診断を受ける。T氏は，発症当時を振り返ってこう語った。

> 「この病気は，記憶を奪われ続け，衰弱し，死を覚悟しなければなりません。妻が発病した当時の私は，介護のイロハも知りませんでした。文献などを参考に妻の余命を4年半と予測していました①」
> 「妻もまだ若いのに3，4年で死ぬのかと悲愴な気持ちでした」

当時は，認知症の介護についての情報は少なく，「在宅で介護するには，家族の負担はあまりにも大きく，認知症になれば施設に入る」，というのが「当たり前」であった。しかし，妻Kさんは施設に入ることを嫌がり，T氏自身も，入れたいと思うような施設はなかった。同時にT氏自身も，Kさんが施設に入れば孤独となり，独居の生活は耐えられないと感じた。だからこそ，在宅ケアを積極的に選択した。

> 「私は，妻のためにも，私のためにも，一日でも長く妻と共に暮らす道を選択しました②」

T 氏は，当初は手探りのスタートで，「今日 1 日共に生きる」をモットーに，K さんが感動するものを求めて，様々な場所に出掛けて行った。しかし，このような挑戦も終焉の時を迎える。旅をしても楽しまなくなり，観劇にも興味を示さなくなっていった。同時に，2 人だけの「在宅ケア」は，長くは続かなかった。1992 年，徘徊が始まる。T 氏は，妻 K さんに，「24 時間フルタイムケア」が必要であることに気付く。その当時，K さんの症状は，物忘れに加え，孤独による不安，抑うつ，被害妄想，が見られ，その上，生活意欲をなくし「死にたい，死にたい」と口にしていた。T 氏は当時を振り返り，「とにかく『助けて』と言ったのです③」と語る。まずは，仕事で自分が留守にするので，ご近所に「妻がアルツハイマーなのでよろしくお願いします」と事情を話した。そして嫁ぎ先の娘が片道 1 時間かけて，週 2 回朝から夕方まで「見守り」をしてくれることになった。しかし，一人の時に，何度も，自宅から 8km も離れた勤務先に歩いて T 氏を探しに来るようになった。これを機に，T 氏は退職を決意し，フルタイムから半日の非常勤に切り替え，在宅での 24 時間介護が始まった。1993 年から，F 事業所での週 3 回・3 時間の「見守り」派遣の契約が成立し，なんとか「24 時間フルタイムケア」が可能になった。

　ヘルパーたちは，この当時，T 氏からお願いされた「3 つの条件」が非常に難しかったという④。3 つの条件とは，「K さんの意向に沿って付き合ってほしい」，「残存機能を引き出して欲しい」，「感性を高めて欲しい」というものである。しかし，ヘルパーたちはその要望に見事に応えていった。買い物は，K さんが籠に入れたものを見てから献立を決めた。家事も K さんと一緒に行い，調理の一部をセッティングするとできること，掃除を一緒にすると箒や雑巾を上手に扱えること，アイロン台にシャツを置くと丁寧に掛けられること，などを発見していった。また K さんが，洋裁が得意で，手先が器用なことを活かし，折り紙・刺し子・編み物と，喜んでやるものを次々と提供していった。また，テレビの歌番組や子ども番組を集中して楽しんでいる姿を見て，歌を一緒に歌ったり，T 氏に録画してもらった物を，時間をみつけては見たりした。関わる中で，物の名前などの「名詞」は出ないが，「きれいですね」「かわいい」「うれしい」などの形容詞は積極的に出てくることに気付き，散歩など K さんの喜ぶことを「身守り」のメニューへ取り入れていった。K さんは，ヘルパー

が来るのをとても喜び，T氏の帰宅時，以前ならうつ伏せで落ち込んでいたのが，喜んで玄関で迎えてくれたり，食事時に何曲も一緒に歌を歌うようにせがんだりするまでに変化する。

「悲観的だった介護生活を，とても楽天的に考えることができました。ヘルパーさんの介護の中で情緒を安定させるために『何かを一緒に行動する』ことがとても必要なことを教わりました⑤」

1996年ごろからは，生活レベルでの障害が次々と起きてくる。家事全般ができなくなり，入浴・トイレの介助を拒否し，場所・時間・人の見当識障害が著明になっていく。言語機能も衰え，言語によるコミュニケーションが困難になり，対応に苦慮する。また，早朝・夜間せん妄が出現し，多動錯乱が見られ，対人関係もうまく作れなくなっていった。以前には見られなかった，調理を途中で止めてしまったり，洗濯物を取り入れる際，外へ出て行ってしまったりするようになった。また，入浴（お湯に入って汚れを落とし，体を清潔にする行為）やトイレ（排泄物を出す行為）そのものの意味がわからなくなり，風呂場やトイレに誘導しても何をするところかわからず，介護に抵抗するようになった。また，言葉にならない言葉を話し，幻覚・せん妄が見られるようになった。特に徘徊が頻回で，97年の1年間には，126回の徘徊をT氏は記録している。説明や説得は混乱を助長するだけで，家族もヘルパーも「うまくいかない」という体験を何度もする⑥。「ヘルパー」という社会的役割が理解できず，T氏のことも配偶者ではなく「お父さん」と呼ぶようになる。当時のことをT氏はこう綴っている。

「その頃の妻は，困ったことに様々な行為で，私の気を引こうとします。私がまな板の上で，野菜を刻んでいる最中に，泥のついたサンダルを持ってきて，まな板の上に乗せます。砂や泥で，まな板の上は，滅茶苦茶です。もう食べられません。すべて一からやり直しです。こんな時，妻の病気を理解しているつもりの私なのに，心にゆとりがなく，我慢できなくなっています。叱責したり，注意したりします。しかし，注意や叱責は，何回繰

り返しても効果がありません。効果のないことが分っているだけに，私にはストレスが溜まってきます。ストレスが溜まりすぎると，爆発します。私はストレス解消のために，妻の前でまな板を，力いっぱい叩きます。食べられなくなった料理を，床に投げつけます。時には，私が死んだ振りをして見せます。様々なパフォーマンスを演じます。しかし，結果はいずれも，空しく終わります⑥'。逆効果となって，妻が家にいづらくなるきっかけになって，徘徊します。徘徊すれば，私がついて行くことになります。床に投げつけた料理の，後片付けも私の仕事です。常識を逸脱した，異常行動を受容できるまでには，かなりの時間が必要でした。」

「1997年，（発病から）9年目の元日のことでした。起床した時の妻の様子が，いつもと違います。表情も硬く"何かを疑っているかのような目つき"をしています。呼びかけても，暫らくは何も応えてくれませんでした。私と最初に「心の糸が切れた」日でした⑦。さらにしばらくしてから，私を「お父さん」と呼びます。親を慕うような素振りを感じました。その日は，また「帰ろう，帰ろう」と，私を誘って4回も徘徊しました。私は，少しは予備知識があって，"何時か来る道"と覚悟していました。妻と私との関係はその日を境に配偶者としての夫でなくなります。"お父さんと四歳児"という"お芝居の要領"による生活が始まったのです⑧。不思議なことに，"心の糸が切れた"はずなのに，父親を演じることで"心の糸は"しっかりと結び直されていました」

　日時・場所・人の見当識が奪われ，今まで何とかつながっていた関係が切れてしまう。「介護拒否」「徘徊」が繰り返され，T氏は悩まされ，翻弄され，苦しんだ。ヘルパーに対し，Kさんは「私，そんなのお願いしてません」と対応がうまくいかないことが続いた。その中で，単独のケアではKさんの安全を確保できないと感じたMヘルパーは，二人制のケアを事業所に提案してくれた。新しく来たNヘルパーは，親しみやすい笑顔で接し，退屈しないよう間をもたせる工夫をしてくれた。そして，T氏はヘルパーたちに，かつて仲のよかった友達として「お芝居の要領」で，Kさんを「Kちゃん」と呼ぶように要請する。Nヘルパーはすぐに受け入れ，「馴染みの関係」を作っていく。それま

で「奥さん」と呼んでいたヘルパーたちは，最初は抵抗を示すが，徐々に「Kちゃん」と呼ぶことで，Kさんが安心する様を見て，変化していった⑧'。この「お芝居の要領」が切れかかった人間関係をもう一度作ることを可能にし，この時期の介護抵抗・徘徊を乗り切っていったのである。

　この頃，T氏は日常生活のいたるところで対応に困っていた。様々なヘルパーに助けられながらも，次々とヘルパーが交代したり，Kさんの症状が進行し，新しいヘルパーが認識できないという問題も手伝い，T氏にとってはストレスフルな日々だった。そんな時，診察を通じて介護家族に出会い，「認知症の人と家族の会」に入会した。そこで，介護相談を受け，講演会を聴き，リフレッシュ旅行にも参加し，困った時に的確なアドバイスを受けることもできた。T氏は「介護の先達に泣いて，甘えて，知恵を借りた」と言い，感謝の意を表して，1998年4月から1年間，京都支部だよりに，2000年1月から1年間，全国版の家族の会の機関紙に，「私の老々介護日誌」を投稿した。投稿した記事は，多くの反響があり，新聞やテレビでも取り上げられた。

　T氏は「2000～2001年は悪夢の年だった」という。また，失敗・ピンチの連続となる。排泄コントロールが全くできなくなり，失禁・尿漏れ・便漏れによって，介護量が増大した。日々の生活は，なんとか乗り切りながらも，夜間せん妄により昼夜が逆転し，摂食・摂水不足が続き，徐々にKさんの体力を奪い，便秘が続き，たびたび腸閉そくを起こすようになった。トイレ誘導も思うようにはいかず，失禁が続き，家族もヘルパーもオムツ内排泄の失敗に翻弄されていく。2001年夏には，Kさんは一時寝たきり状態になり，T氏自身も喘息・狭心症などで体調も崩し，在宅介護の限界に直面し，「半ばあきらめかけていた」。「『冥途の土産』にKに桜を見せてやりたい」と，娘やヘルパーたちと，2002年3月，植物園へ出かける。しかし，この外出がKさんに活気を与えた⑨。AヘルパーはT氏に「Kさんが喜ぶ食べ物を買ってきてください」と言われ，「普段食事介助にかかわっていないことから随分悩みましたが，「手で掴める物」と考え，いなり寿司，パン，オムライスなどを買って」いった。すると，それまで自分で食べることのなかったKさんが自分の手でいなり寿司を取って，パクパクと食べだしたのである。

　2002年は，再生の年となった。Kさんは，この日を境に精神的にも身体的に

も活気を徐々に取り戻した。散歩の足取りが確かになり、笑顔も見られ、「お父さん」「ありがとう」などの言葉まで出るようになった。食欲も出て、よく食べよく飲むようになる。しかし皮肉なことに、その分排泄量が増大した。当時、早朝・夜間のヘルパー派遣は得られなかったため、頻回のオムツ交換は家族を追い詰めた。結局、長時間オムツ内で「失禁した尿と便」を抱えている状態となり、おむつかぶれが悪化、創部からの出血が増大し、便失禁後の「シャワー浴の必要」など介護量がさらに増え、最悪の状態となった⑩。

　2004年には、おむつかぶれからの感染による炎症・発熱が続き、寝たきりとなり、Kさんは予断を許さない状態となる。在宅介護にこだわったT氏は、当時の相談員から「このケアの責任は誰が取るのか」と詰め寄られたり、あるヘルパーからは「こんなひどいケアをするくらいなら、施設に入れたらどうか」と警告を受けたりした⑪。この「ピンチ」も「チャンス」となる。Tケアマネージャーは、ポータブルトイレ介助のために、一日5回介助に入るケア計画を立て、F事業所に加えて、K事業所とS事業所からの夜間の介護サービスを手配してくれた。Mヘルパーは、おむつからポータブルトイレへの移行のケアに協力し、さらに嚥下障害に対する調理改善を次々と生みだしてくれたのである。

　その後2013年まで、Kさんは、言語によるコミュニケーションは一切とれないが、ベッド上で日中を過ごし、食事は座位で介助にて摂取し、ベッドサイドにてポータブルトイレを使用して排泄をしていた。ヘルパーや様々な人に支えられ、なんとか24時間体制のサポートを受けつつ、日常生活を送ることができていた。長年の在宅介護をT氏はこのように語る。

> 「妻が傍らにいてくれる安心感が、持病の多い私を『多病息災』で支えてくれています。『今日一日を共に生きる』、先の見えない『未知の旅』も、二人だから歩き続けてこられました⑫。娘やボランティア、近隣の方々、そして在宅サービスのおかげです。在宅サービスが充実し、困った時に助けがある、『呆けても安心して暮らせる社会』が、一日も早く来ることを願っています⑬」

2）研究会での「語り」のエピソード

　本項では，研究会での語りの中で，事例の特徴を表しているエピソードを紹介する。認知症の経過は，大きく3期に分類することができる。精神症状が活発になり，記憶障害が中心的となる，健忘期と呼ばれる「(a) 初期」，行動障害が活発化し，見当識障害が明白になる，混乱期と呼ばれる「(b) 中期」，歩行障害，失禁，嚥下の障害などが見られ，身体的問題が中心となる，寝たきり期と呼ばれる「後期 (c)」である（小澤，2003，p. 94）。ここでは，時期ごとに分類し，エピソードを紹介する。[ ] の補足はすべて筆者によるものである。

(a) 初期「健忘期」：発症から 1995 年ごろまで
【エピソード (1)-a】 K さんから「できること」と「できないこと」を学ぶ
・M ヘルパー：「台所に立たれるのはお好きなようで，声掛けし，『お願いします』と言うと，<u>すぐ手を出され，じゃがいもや大根の皮を剥かれ，包丁を使われる手つきはとても上手で危なっかしくはありませんでした</u>⑭。また，ゆがいたほうれん草をまな板に置き，『お願いします』と言うと，<u>手順よくきれいに揃えられ，汁を絞られて，3cm ほどに切ってくださり，器は自分では出されませんでしたが，盛り付けはしてくださいました</u>⑭'。味見をしていただくと『おいしい』と嬉しそうに笑っておられました。調味料の種類や用途はよくわかっておられませんでした。<u>片付けは，丁寧にきれいに洗い上げられていました</u>⑭'。……お部屋にあるものを見て試みると，<u>興味のあるものはどんどん入ってくださいました。興味のないものは知らんふりされていました</u>⑮」

【エピソード (1)-b】 困った時のオタスケマン「唱歌」
・Y ヘルパー：「2 人で遊んでいる時はとてもよいのですが，夕飯の支度をする頃になるとお父さん[9][T 氏] のことがふっと気になるようでした。『お父さんはどこへ行かはった？』『いつ帰ってきはるの？』と言われるので，『お父さんは診療所で患者さんを診てはるし，終わったら帰ってきはるしね』と言うと本当に素直に受け止めてくれるのですが，30 秒ほどす

9　ここでの「お父さん」は，97 年以降に見られた親子関係としての「お父さん」ではなく，子どもを介した夫婦における「お父さん」という呼称である。

るとまた『お父さんは？』ということがずっと続きました。私の頭の中も，何度も言われるものですからパニックになってしまい，どうしていいかわからず困り果て，先輩のヘルパーさんに相談したことがあります。そうしたら『歌でも歌ったらどう？』とアドバイスをいただきました。さっそく先生にラジカセとテープを買っていただき，歌詞カードも大きく拡大コピーしてもらいました。<u>唱歌なら2人ともわかりますので，一緒によく歌いました。そうすると，歌ったことによってKさんがどんどん明るくなっていかれるのです</u>⑯。そんなこともあって，夕飯の準備をする時にテープをかけておいたり，<u>歌いながら出来ること［お野菜を洗う，皮を剥く］をいっしょに進めることができました</u>⑯'。歌は私にとっては『オタスケマン』だったと思っています」

【エピソード（1）-c】新しい「演歌」を覚えて歌う

・Wヘルパー：「はじめはY［ヘルパー］さんに続いて唱歌ばかり歌っていましたが，ふと見ると千昌夫の『北国の春』のテープがあって，さら［新品］だったので，いっぺんかけて見ようとかけてみるとKさんも喜んで聞いておられました。帰られたご主人［T氏］に『こんなのを聞いたんですよ』とお話しました。『北国の春』『星影のワルツ』などとてもよく歌われた。昔から知っておられたのかわかりませんが」

T氏：「この人は，演歌は歌ったことはない。聞いたこともなかった」

・T氏：「介護家族は，とても大切なことを学びました。演歌など『一緒に何かをする』ことによって<u>『認知症でも，記憶はただ奪われるだけでなく，新しい記憶もできる</u>⑰』ことをWさんの前向きの支え方から学び，感動します。そして心を新たに<u>『一緒に何かをする』ことを作ることで，楽しい生活の幅を広げるための挑戦を誓っています</u>⑱」

(b) 中期「混乱期」：1996〜2002年ごろ

【エピソード（2）-a】混乱期の徘徊への対応

この頃，見守り中の徘徊の対応に，ヘルパーたちは苦慮している。信号を無視して飛び出し，道路の真ん中で危うく事故に遭いそうになる，車道を歩く，他人の車に乗り込んで，なかなか降りないなどの体験をしている。

- Mヘルパー：「これは一体どういうことなのか，と考えてみる⑲と，私たちは普通『赤信号は危ないから渡らない』『車道は危ないから歩かない』『他人の車は迷惑をかけるから乗らない』のですが，Kさんは，『行きたいから渡る』『行きたいから車道に出る』，白い車は先生の車と同じ色なので，『乗りたいから乗る』，一瞬の思いだけで行動されるのではないか，と考えました。そして，そのKさんの思いに付き合ってみようと考え⑳，一心に歩かれる時は，後ろから様子を見ながら付いて行きました。危ないと思う時は，Kさんの横に行くのですが，もともと腕組みをしたり，衣類を持ったりすると，気持ちを高ぶらせて，かえって抵抗されるので，できるだけ見守るようにしていました。Kさんとの距離を縮めたり広げたりしながら，そろそろ家に帰ってもらおうと思う時に，反対の方向から『あら奥さんこんにちは』『ほら，あそこにS君（孫の名前）やBさん（娘の名前）が来てはるよ』などと，声をかけて，Kさんが我に返るように試み，家の方向に歩いていくようにしました。初め，Kさんの一瞬の閃きが理解できなかった時は，ただただ大変だと思っていたのですが，こういう具合に思ったらいいのだと考えられると少し楽になりました㉑。」

【エピソード (2)-b】入浴拒否への対応

ようやく徘徊がおさまった頃，たちまち日常生活，特に排泄と食事に苦慮するようになった。排泄は，トイレ誘導が無効になり，失禁が頻繁に起った。Kさんは移動しながら失禁するため，部屋中が汚れ，その都度入浴の必要があった。しかし，その入浴を拒否した。T氏は，力ずくでKさんを浴室に連れて行くこともたびたびあったという。WヘルパーとNヘルパーは，その失敗体験から，浴室が暗い，湯船が深い，手すりがない，段差がある，ことが原因ではないかとアドバイスする。T氏は，それを聞き入れ，1998年10月に改装を考え，12月に完成，自宅浴室での入浴は最後まで継続できた。

- Nヘルパー：「当時，入浴の依頼を受け，Wヘルパーと浴室に誘導を試みましたが，浴室の前まで来ると拒否をされることが繰り返されていました㉒。それでも，W氏と協力して，Kさんの背中を押しながら浴室の中に入ってもらい，鍵を閉め衣類を脱いでもらおうとしましたが，強く抵抗されなかなかうまくいきませんでした。なぜ嫌がられるのか考えてみました㉓

が，おそらく浴室の雰囲気が薄暗くて嫌なのではないかと思いました。改装の話をお聞きして，できるだけ明るい雰囲気にすれば入りやすくなるのではとお話しさせていただきました。改装後も，すんなりとはいかず，W［ヘルパー］さんとアイデアを出しながら誘導を試みました。ある時は，浴室に椅子を置き，『Kちゃん，ここでお茶しようか？』などと声をかけ，できるだけ和やかな雰囲気を作り，安心させて服を脱いでもらうようにしました㉔。湯船に浸かってしまうと，とてもリラックスされ喜ばれるので，とにかく浸かってもらうまでの誘導は，時には少し強引にすることもあり，苦労しました。嫌がられているのはわかっていながら浴室に押し込むことには，少なからず葛藤がありましたが，やはり清潔にしてあげたいと考えて行いました。」

【エピソード (2)-c】介護家族を支える援助

1995年ごろから，Kさんの代わりにT氏が買い物・調理を担当するが，今まで調理の経験がなく戸惑いの連続であった。同時に，T氏の料理が口に合わず，Kさんは全く食べなかった。その当時45kgあった体重が37kgまで減少した。困ったT氏は，当時勤めていた病院で「誰か料理を教えてくれる人はいないか？」と助けを求めた。医局事務をしていたH氏が，当時病院でパートとして働いていたW栄養士に声をかけ，快諾してもらう。H氏，W栄養士，他に看護師などを交えて「Kさんの料理教室」が月1回で始まる。

・W栄養士：「まずは［T氏の自宅に］来させていただき，おだしのとり方，煮物，揚げ物，和え物といろいろな物を献立の中に入れて，バランスのよいお食事ということで始めました。Kさんは，まだ多少のコミュニケーションをとることはできましたので，いっしょにお買物に行き，調理作業も手伝ってもらいました㉕。やがて，徐々に調理も難しくなり，私たちが来ることによって，ご自分の居場所を失われ，外に［徘徊に］出られるようなことも出てきました㉖。また，もともと几帳面な方でしたので，調理の後片付けができていないと，不穏状態になられることもあり，その方の生活習慣はまだしっかり残っているのだと思いました。さらに，食器に柄や模様があると，それを食べ物や異物と認識されたり，グラタンなどの焼け焦げた部分を汚れと認識されたため，模様のない器や焦げの出ないメニュ

ーを取り入れて対処しました㉗」
　W栄養士は，この援助をきっかけに認知症について勉強し，ケアマネージャー・認知症ケア学会の認知症専門士の資格を取得した。
・W栄養士：「私も勉強させていただけ，先生も私たちが来ることで少しでも安らげる時があればと，昼食会として継続させていただき，今に至っています。私は，最初認知症のことも全く知らずにいたのですが，現在私があるのは，T先生ご夫妻のおかげだと感謝しております。ここでそのための基礎作りをさせていただいたことを喜びとしております㉘」
「T先生のよかったことは，Kさんのことを隠されずに，私たちやご近所など，いろいろな方に助けを求められたことだと思います㉙。苦悩された上で助けを求め，社会資源を利用されたことで，私たちにも何とかしようという気持ちが伝わってきて，自分たちでできることをさせてもらおうと思いました㉚」

(c) 後期「寝たきり期」：2003年以降
【エピソード (3)-a】おむつ内排泄からポータブルトイレへの移行
　当時の最大の問題は，不規則なオムツ内尿失禁・便失禁であった。ヘルパーたちは，定時に来るが，訪問時に排泄があるわけではない。実際は，T氏が排泄後に電話し，ケアマネージャーがヘルパーの調整し，臨時派遣を何度も繰返し，排泄介助とシャワー浴介助に入っていた。急な入浴介助や時間延長も頻発し，派遣側が調整に苦慮するだけでなく，頻回のオムツ内失禁がKさんの臀部の皮膚状態を悪化させていった。そんな中，新しく担当になったのが，Fケアマネージャー・Tケアマネージャーである。
・Fケアマネ：「担当して3,4ヶ月経った頃，なぜオムツの中で排便をするのか，なぜオムツの中でないといけないのだろうという疑問がありました。手引き歩行もでき，座位も安定しているのになぜポータブルトイレを使わないのかという漠然とした疑問もありました。また，下剤を飲んだ後の便は大量に水溶便が出て，本人さんもお尻がただれるなど辛い思いをされていましたが，なぜそんな下剤を飲まなければならないのだろうとも思いました㉛。体調を崩された時に下剤を一時中止されたことがありました。記

録では，ヘルパーがどうも排泄がしたいようなので，肛門の辺りを刺激したところ，自然排便が見られました㉛'。もしかしたら下剤を飲まなくても排便があるかもしれないと思い，『ポータブルに座られてはどうですか』とご提案させていただきました」

T氏は，Kさんにポータブルトイレがよいことは理解していた。しかし，当時ヘルパー派遣があるのは，一日のうちの8時間のみで，残りの16時間の介助を考えた時，家族の介護量があまりに多く，ポータブルトイレへの移行に踏み切れなかった㉜。最終的に，ポータブルトイレへ移行せざるを得なかったのは，Kさんの臀部の皮膚状態が悪化し，出血が止まらなくなったこと，オムツの量が増加し，一回のゴミの量が45L×2袋にも膨れ上がり，集積所に運ぶ途中で，T氏が狭心症の発作を起こしたことだった。

・Tケアマネ：「[初回訪問時Kさんは布団を使用]なぜベッドにされないのか，デイサービスを利用されると介護の負担が少しでも軽減されるのではと考えました。しかし，ベッドにしないのは，寝たきりを避けるためと，布団の上で立たれることがあり，ベッド上で転倒される危険もあるためだと知りました㉝。また，デイサービスは，本人が適応しなかったため，その後使わずにおられることも知りました。先生は，『Kが楽しくなるようなプランを作ってほしい』と言われていました。どうすればいいか思案し㉞，ヘルパーさんからKさんへの声かけをしたり，やさしくそっと触れて接してあげることで，Kさんが声を発せられたり，笑顔が見られることもあり，Kさんの心が開かれ，和むよう心掛けるプランをどのように作っていけばよいのか大変苦心しました㉞'」

「2004年4月には仕事を辞められ，その前に[T氏自身が]介護認定を受けられましたが，これは，沢山のオムツのゴミを集積所まで持っていくことが心臓疾患の身体に負担となってきたためでした㉟。また，要支援を受けたことにより，生活援助として掃除に週2回入ることになり，結果的にKさんへの介護枠を少し増やすこともできました。[調理援助では]ヘルパーが調理に時間をとられて，Kさんへの声かけができなかったため，調理は先生にお任せして，ヘルパーはKさんへの声かけに専念し楽しめることをできるように変えていきました。プラン上は，排泄と入浴介助に変わ

っていきました」

【エピソード (3)-b】一日のサイクルが「24 時間 20 分」であることの発見

・Jヘルパー：「訪問させてもらった当初は，たびたびKさんが寝ておられ，先生が揺すり起こしたり，ヘルパーが冷たいタオルで顔を拭いたりして，なんとか起こしてケアをしようと一生懸命になっていました。しかし，その行為が虐待のように思うようになり，気が重くなり，訪問に来ることがだんだん辛くなりました。個人的な話で恐縮ですが，当時私の息子が，夜，遊び出し，夕食の頃は寝て，家族が寝る頃に起き出すという生活をしていました。私は，息子のリズムに着いていけずイライラし，先生がイライラされていることが私と同じように思われました㊱。24 時間サイクルの生活ではなく，25 時間として起きている時にケアをするようにすれば，ケアする側も楽になるのではと提案させていただきました。事業所もとりあえず起きている時間に派遣をしようと動いてくれました。先生が取られた記録を見ると，本当に規則的にずれていくことがはっきりわかりました（表 5-1 参照）」

・T氏：「その後，協会の協力もあり，1日4回の援助を受けることができ，うまくいきだした頃，2005 年 9 月から寝ている時間と起きている時間が少しずつずれていきます。9, 10 月はほとんど朝食を食べず，11 月は昼食を食べなくなり 12 月には昼食と夕食を食べなくなりました。2006 年 1 月に私がイライラしていた時に，J［ヘルパー］さんが『1 日は 25 時間ですよ』と言われて，いっぺんにモヤモヤがなくなり，本当にありがたく思いました。本来人間は 25 時間サイクルだと言われていますが，認知症のKも，24 時間生活サイクルの記憶を奪われ，25 時間に戻ったのだと悟りました。その後記録を取り（表 5-1），改めてそのことを確信しています㊲」

【エピソード (3)-c】言葉を超えたコミュニケーション

・Oヘルパー：「初めは，1 日が 24 時間 20 分で動いていくということに，実感がもてませんでした。プランとKさんのリズムが合わず，寝ているところを起こしてケアすることもあり，先生［T氏］が話される毎日の様子が一体いつの話なのかわからなくなることもありました。先生は，『お尻

表 5-1 睡眠時間と覚醒時間の記録
（色付き●が睡眠，起床時間が少しずつ変化していることがわかる）

2009年9月の睡眠時間と覚醒している時間の記録

9/1 火曜日の入眠は2時，覚醒は10時でした。
9/4 金曜日の入眠は4時，覚醒は11時でした。
9/11 金曜日の入眠は6時，覚醒は13時でした。
9/18 金曜日の入眠は6時，覚醒は15時でした。
9/25 金曜日の入眠は7時，覚醒は14時でした。

	1/2/3/	4/5/6/	7/8/9/	10/11/12/	13/14/15/	16/17/18/	19/20/21/	22/23/24
9/1 火	○●●	●●●	●●●	○○○	●●○	○○○	○○○	○○○
9/2 水	○●●	○●●	●●○	○○○	●●○	●●●	○○○	○○○
9/3 木	○●●	●●●	●●●	●○○	●●○	○○○	○○○	○○○
9/4 金	○○○	●●●	●●●	○○○	○●●	○○○	●○○	○○○
9/5 土	○○○	●●●	●●●	●●○	●●○	○○○	○○○	○○○
9/6 日	○○○	●●●	●●●	●●●	○●●	●●○	○○○	○○○
9/7 月	○○○	●●●	●●●	●●○	○●●	●●●	○○○	○○○
9/8 火	○○○	○●●	●●●	●○○	○●●	●●●	○○○	○○○
9/9 水	○○○	○●●	●●●	●●○	●●●	●○○	○○○	○○○
9/10 木	○○○	○○●	●●●	●●●	●●○	●●●	○○○	○○○
9/11 金	○○○	○○●	●●●	●●●	○○○	●●●	●○○	○○○
9/12 土	○○○	○○●	●●●	●●●	●●●	●●○	●○○	○○○
9/13 日	○○○	○○●	●●●	●●●	●●●	●●○	○○○	○○○
9/14 月	○○○	●●●	○○○	●○○	●●●	●●●	○●●	○●○
9/15 火	○○●	○●●	●●●	●●●	●●●	●●●	●●●	●●○
9/16 水	○○○	○○●	●●●	●●●	●○○	●○○	○○○	○○○
9/17 木	○○○	○○●	●●●	●○○	●○○	○○○	●●○	○○○
9/18 金	○○○	○○●	●●●	●●●	●○○	○●○	●●○	●○○
9/19 土	○○○	○○●	●●●	●●●	●●●	●○○	●●○	○○○
9/20 日	○○○	○○●	●○○	○●○	●○○	●○○	●●●	●●●
9/21 月	●●●	○●●	●●●	●●●	●●●	●●○	●●○	○●●
9/22 火	○○○	○○○	●●●	●●●	●●●	●●○	●○●	●○●
9/23 水	○○○	○○○	●●●	●●●	●●○	○○○	○○○	○○○
9/24 木	○○○	○○○	●●●	●●●	●○○	●●○	○○○	○○○
9/25 金	○○○	○○○	●●●	●●●	●●●	●●●	●●●	○○○
9/26 土	○○○	○○○	●●●	●●●	●●●	●○○	●●●	○○○
9/27 日	○○○	○○○	○●●	●●●	●●●	●○○	●●●	○●○
9/28 月	○○●	○○○	○●●	●●●	●●●	●○○	●●○	○○○
9/29 火	○○○	○○○	○○●	●●●	●○○	○○○	●○○	○○○
9/30 水	○●●	○○○	○○○	●●●	●●●	●●○	○○○	●●○

だけ見ていてもだめ。顔をよく見なさい』『声は出ないけど，感情は豊か，それを感じとってほしい』『人のマネだけをしてもダメ，失敗を楽しめるようになりなさい』と言われました㊳。現在のKさんは，訪問時声をかけると，目を開けて下さいますし，しっかり起きておられる時は，『来たんか』と言われるように目を開けていただけます。今も拒否の意思表示はしっかりしておられます㊴。お茶の介助中，排便があると口をへの字に閉じて，『待て』とサインを出され，タイミングが悪い時には，顔をしかめたり，瞼をピクピクとさせて，『ダメ』と言われているようです。先週の調理と食事介助では，私の未熟さから，お口に合わず，しつこく口に入れようとすると，瞼や足がピクつき，蹴り上げられ，怒っておられました㊴'。Kさんは，排泄や入浴を続けることで手順もわかっておられ，<u>ケアする人との呼吸が合えば，自力で動く力が残っています</u>㊵。止めれば，おそらく脚力も全体の機能も落ちてしまうでしょう。できるだけKさんの残された力を活かすケアを大切にしたいと思います」

「よく，『元気をくれるヘルパーになりなさい』と［T氏から］言われましたが，私の場合，<u>困っておられても解決できる介護経験や技術をもたないので，いっしょに落ち込んだり，怒ったり，喜んだりして，ご主人のKさんの介護に対する思いに寄り添うよう努力してきたつもりです</u>㊶。……将来私自身が受けたいケアはオムツ漬けではないし，自分らしさと残存能力を支えてくれるケアです。Kさんのケアは，まだまだ一般的ではありませんが，あのお宅だからできたケアという，特例にはしたくありません。ここでの実践を記録として残すだけでは不十分で，もっと多くのヘルパーがここでのケアを体感し，他のケースに活かしていかなければいけないと思います」

第4節　理論的分析

　本節では，前節に紹介した在宅介護支援の活動を理論的に考察し，彼らの活動が，第1節で述べた近代介護における問題を克服すると共に，在宅介護支援が進むべき方向をも示唆していることを論じる。第1項で，T氏-Kさん-支

援者の関係性が，回帰のフェーズを通過した後の溶け合う関係による支援となっていることを示す。第2項では，このような原初的な溶け合う関係を通じた支援によって，「介護＝負担」という等式が崩壊し，「『支援があればできる』認知症を生きる人」と「それを支援する人」という新たな関係が生成することを提示する。続いて第3項にて，認知症を生きる人の世界とは，「未だ歩んだことのない新しい道」であり，在宅介護の現場こそが，規範（意味）の原初的形成の場となるため，共に成長する「共育」的関係を醸成することが重要であることを指摘する。第4項では，認知症を生きる人は，〈プロレタリアートの身体を生きる〉ので，彼ら／彼女らの願いとは，「〈よく生きる〉こと」であり，支援の発動点は常に要介護者側に存在していることを述べる。最後に，第5節において，介護者に要請されている〈専門性〉とは，自らの生活世界から出て，相手の生活世界に飛び込み，そこから必要な支援について考える姿勢であることを述べる。支援者が専門家という視座を降り，要介護者との「溶け合う関係」を楽しむ姿勢が，支援者と要介護者，家族介護者の関係性を変化させ，新たな支援を生み出す可能性に開かれていることを示す。

1）回帰のフェーズを通じた原初的なフェーズへ

　第1節の問題提起において，従来の認知症介護支援では，要介護者は，認知が欠損している状態であり，社会的・職業的機能水準の著しい低下状態とされ，その機能を補うだけの「介護力」が家族介護者や支援者に必要とされていることを指摘した。対照的に，T氏たちの実践は，妻Kさんの病気を問題とするのではなく，ⅰ）支援の方向性を「妻が楽しくなるような介護」と定め，ヘルパーたちに支援を求めた。そして，T氏の周りの支援者たちは，T氏の介護力不足を問題とするのではなく，ⅱ）今，必要な支援を課題とし，その課題解決を試みた。また，在宅での認知症介護が一般化される前から，ⅲ）支援者たちは，KさんやT氏に寄り添いながら，日常生活の問題に共に向き合い，Kさん–T氏–支援者たちの間で溶け合う関係を通じた支援が長期にわたって行われていた。

　「ポスト近代」である現在においては，交通・通信の発達によって，身体，事物，言語による規範の伝達は，ますます加速化，広域化しつつある。それは

様々な規範の作用圏が，他の作用圏を飲み込み，拡大していく過程である。規範の一般化，作用圏の拡大が閾値を超えて進行し，もはや規範が機能麻痺状態に入りつつある。

　回帰を通じた原初的なフェーズにおいては，身体の溶け合いを妨げる要因を排除していくことが最も大切である（杉万，2013，p. 186）。固定した役割分担や上下関係の落差が大きい階層構造などは，溶け合いを困難にする。例えば，【エピソード (2)-a】において，支援者であるヘルパーは，身の危険を感じながら徘徊に同行している。このKさんの理解しがたい行動を，「問題行動」「徘徊」という専門家の視座からのみで理解しようとすれば，Kさんの行動に「一瞬の思いだけで行動する」という意味を見出すことは困難であった。しかし，Mヘルパーはまず「⑲これはどういうことなのか」とKさんになって考えてみた。まさに身体の溶け合いである。Kさんになったからこそ，見えてきたのは，「行きたいから渡る」，「お父さん（T氏）の車と同じ色の車はお父さんの車だから乗る」のである。意味が生成されたからといって，Kさんの徘徊がなくなるわけではない。しかし，「㉑こういう具合に思ったらいいのだと考えられると少し楽になりました」という言葉にあるように，確実にMヘルパーとKさんの関係性は変化し，「⑳Kさんの思いに付き合ってみよう」という思いが，問題行動と見えていたものも，突発的な行動を触発しないための「課題」解決への道（対応策）を開いたといえる。

　また，身体の溶け合いは視線の交換を通じて起こりやすい。【エピソード (3)-c】の㊳にあるように，「お尻だけ見ていてもだめ。顔をよく見なさい」「声は出さないけど感情は豊か。それを感じ取ってほしい」というアドバイスは，溶け合いを促進するためのものである。溶け合いが生じるからこそ，微小な変化に気付き，言語的コミュニケーションはなくとも，㊴㊴'にあるように，挨拶や拒否，怒りなどの読み取りが可能になる。頻回な「身体の溶け合い」が生じると，㊵にあるように呼吸を合わせ，一つの身体であるかのように行動できると考えられる。対照的に，⑥にあるような言語による説明・説得が無意味であるのは，認知症を生きる人が言語の意味を他者と共有できない状態に置かれているからであり，身体の溶け合いが生じにくいからだといえよう。

　③㉙にあるように，T氏が困った時に「助けて」という姿勢も，身体の溶け

合いを妨げない態度といえる。それは，世間の目を気にして，「こうあるべき姿」から自らを裁かず，自らを開いておくことでもある。だからこそ，T氏の開かれた姿勢が，「㉚私たちにも何とかしようという気持ちが伝わってきて，自分たちでできることをさせてもらおうと思いました」と支援者を巻き込んだ。このように，作用圏の外側にいた違和的な身体を巻き込んで，身体の溶け合いが生じ，㉘認知症について全く何も知らなかったW栄養士が「学びのきっかけを得ることができた」と，新たな意味を創出したと考えられる。

　また，⑧⑧'にあるように，Kさんの変化を敏感に感じ取り，「⑦心の糸が切れた」状態を受け入れ，自らが「夫」という役割さえも降り，「父」という新しい役割を引き受ける柔軟な態度が，原初的フェーズにおいては重要だといえる。長年培ってきた「夫婦関係」を一瞬にして解消し，新しい「父娘関係」を引き受けることは困難を伴う。家族だからこそ，それまでの役割を変更することが難しい。しかし，T氏は「お芝居の要領」で，と新しい関係を作る方法を見つけ出し，自ら新しい役割を引き受け，さらにヘルパーにも協力を要請していった。最初は「Kちゃん」と呼ぶことに抵抗を感じ，「奥さん」という呼称を変化させることができなかったヘルパーもいた。しかし，いち早く「Kちゃん」と呼んだヘルパーとKさんの関係がスムーズであることを目の当たりにする中で，徐々に「Kちゃん」という呼称が浸透していった。

2）認知症介護支援の新たな関係の生成：「共育」的関係

　認知症の医学的定義とは，「獲得した知的機能が後天的な脳の器質性障害によって持続的に低下し，日常生活や社会生活が営めなくなっている状態で，それが意識障害のない時に見られる」というものである（小澤，2005，pp. 2-3）。「認知症」という名称は，疾患名ではなく，症状レベルの集まりに対して名づけられる「症状群」である。そのため，認知症の原因疾患は様々異なっており，経過も多岐にわたる。認知症の症状は多彩であり，医学的には，主に脳の変質という疾患からくる「中核症状」と，心理的・身体的・状況的要因からなる「周辺症状」に分類されている。前者は，認知症を患った場合，誰にでも現れる症状を指し，記憶障害，見当識障害，判断障害，思考障害，言語障害のような「抽象的能力の障害」が挙げられる。対照的に，後者は，様々な要因から成るため，

誰にでも現れるとは限らない。例えば，自分がどこに置いたか忘れて「盗られた」と説明する物盗られ妄想，幻覚妄想状態，不眠・抑うつ・不安・焦燥などの精神症状から，徘徊・使いじり・収集癖・攻撃性といった行動障害まで，多様な症状が見られる。現在は，中核症状は，変更不可能，周辺症状は，周囲の関わりで変更可能なものと考えられている（小澤，2003）。

「個人の能力」を個人が所有する特性（「知能」「知識」「技術」など）だと考える「個人能力還元主義」は，20世紀初頭に始まった行動主義に端を発している（佐伯，2006）。認知症においては，症状群を理解しようとする「疾患モデル」が，認知症の「問題行動」や振る舞いのほとんどを「個人に内蔵する疾患（脳の器質的疾患）」に結び付けて解釈していく傾向＝「原因の個人化」を生み出すと指摘されている（井口，2005）。特に行動全般を疾患として解釈することで，認知症を生きる人の意思や意味世界が無視され，認知症の症状とされている現象の中の一部が，周囲の関わり方や環境に起因している可能性から目をそらさせてしまうという問題点が挙げられている。

このように「個人の能力」を個人が所有する特性だけに還元すると，見当識障害，記憶障害，言語障害など，様々な社会的能力の低下を提示する「認知症」は，「能力の喪失」と捉えられてしまう。それは，能力を獲得したその人がもっているはずの能力，「あるべき姿」からの差異によって「今の姿」が評価されることになる。すると，認知症を生きる人は「あるべき姿」から見ると，常に「不足」している状態となり，日常生活を支援する介護者は，その「不足」を補完する人となる。すると要介護者−介護者の関係が，「能力が不足した人」−「能力を補完する人」という関係に変化する。この関係が生み出すものは依存関係である。つまり，症状の進行に伴い，機能低下によって生活上に様々な障害が生じる毎に，介護者の補完する部分が増加し，「負担」となって介護者にのしかかることになる。

しかし，本書では「個人の能力」を個人が所有する特性だけに還元する考え方は採用しない。私たちが前提としているのは，人の「発達」を個人の（頭の中の）認知構造の変化という見方ではなく，発達そのものを，その人が生きている社会，世界，共同体，そこでの人々の営み，活動などの「関係」のありようの総体の変容として捉える見方である。そしてあらゆる行為は，様々な人，

モノ，出来事の「関係の網目」の中に位置づけられる。そのため，私たちにとって〈発達〉とは，関係性の広がりであり，関係をより広い視野で取り込めることを意味する。つまり，発達するのは，個人の個体の中に溜め込まれる「能力」ではなく，関わる世界の広がりなのである（佐伯，2006）。

　このような前提が生み出す関係は「学び合い」である。私たちは，このような関係性を「共に育む」（杉万，2009）という意味で「共育」的関係と考える。認知症を生きる人は，「知的機能が低下した人」ではなく，その時点における固有の発達能力（T氏が「残存機能」と呼ぶもの）を保有しており，「支援があればできる人」である。支援者は，できないという「個人の能力」を見つめるのではなく，「今何ができるのか」を要介護者から教えてもらいつつ，それを活かした支援をする。その意味では，要介護者は教師であり，支援者はそれを学ぶ生徒でもある。両者は，「生活障害（三好，1997）を共に改善する人」として，共に育み，共に課題を乗り越えていく関係と捉え直される。

　T氏は，発症当初からヘルパーに④「Kが楽しくなるようなケアをしてください」「残存機能を生かしてほしい」と要望を出していた。それにヘルパーたちは見事に応えていった。【エピソード (1)-a】では，Mヘルパーの観察力に驚かされる。調理という一連の行為はKさん一人では不可能であるが，⑭セッティングさえすれば，野菜を切る，盛り付ける，味見する，お茶をたてる，が「できる」ことを活かし，共に楽しむ姿が見られる。⑮にあるように，常にKさんから，何に興味がもてて，何に興味がないのかを学ぼうとする姿勢が見られる。また【エピソード (2)-b】のNヘルパーもKさんの反応を見逃さない。㉓にあるように，Kさんとの溶け合いによって，Kさんの立場から「なぜ嫌がられるのか」を学ぼうとしている。脱衣所に行くと足がすくむ，不安そうな表情をしている，それは，浴室の雰囲気が薄暗いからではないかと考えた。だからこそ㉔「和やかな雰囲気」作りが重要であり，既存の枠組みにとらわれることなく，浴室に椅子やお茶まで持ち込み，「少しでもリラックスしてもらいたい」という自由な発想につながっている。さらに，【エピソード (2)-c】のW栄養士は，㉕にあるように，Kさんに寄り添い，Kさんから学び，Kさんの反応に栄養士の立場からできることをするという態度がうかがえる㉗。同時に自分たちの関わりがKさんに与えている影響について省察し㉖，料理教室を中

断した時期もあったほどである。「こうあるべき」から物事を決めるのではなく，イマココでのＫさんの思いを大切にし，時には引くことも辞さない態度が重要である。さらに，【エピソード (3)-c】のＯヘルパーは，介護経験や技術がないからこそ，㊶「寄り添う」ことを大切にしているという。Ｋさんが言葉を発することはない。しかし，Ｋさんの微妙な変化を感じ取り，㊴㊴'にあるように「目を開けて顔を見る」という行為が「来たんか」という挨拶になり，「口をへの字に閉じる」行為が「待て」という言葉になり，「瞼や足がピクつき，蹴り上げる」行為が「怒る」という態度だとＫさんから教えてもらい，協力関係を創り出しているのである。

　Ｔ氏にとって「妻やヘルパーは介護の先生」である理由はここにある。Ｔ氏は，①介護のイロハも知らなかった。だから，Ｋさんとのやりとりにおける「失敗」から学ぼうとするのであり，「失敗」するのはＴ氏が認知症を生きる人を「正しく理解していないから起きる」と捉えている。やがて，ヘルパーたちの寄り添う実践を通じて，Ｔ氏は，Ｋさんが生き生きする様を見て「⑤何かを一緒に行動する」ことの大切さを学んでいった。Ｔ氏はインタビューにおいて，「介護負担を軽くしてもらってうれしいと思ったことはない」と語った。それよりも「Ｋさんが笑顔を見せたとか，生き生きしている様子を見た時に感動する」というのである。

　このような介護支援活動からは，「介護＝負担」の等式など微塵も感じられない。「学び合う」という共育的関係により，介護の場が「学び・成長の場」となるのである。そのため，Ｔ氏にとって生活障害が生じた「ピンチ」とは，要介護者から「今支援者は何ができるのか」を教えてもらう「チャンス」であり，介護の実践現場は，「学習の場」「成長の場」となる。そして，要介護者が何かできることによって生き生きする姿は「互いの喜び」となるのである。

3)「認知症を生きる人」の〈意味世界〉

　本項では，認知症を生きる人の意味世界に注目し，大澤の規範理論を用いて考察する。始めに，認知症を生きる人々は，意味が徐々に「消失していく世界」を生きていることを示す。また，認知症を生きる人の世界は幼児の意味世界と酷似しているが，幼少期に「逆行」または「退行」しているのではない。認知

症を生きる人は,「今までの人生経験を身体に宿しながら,自尊心・情動・意思の連続性を温存しつつ,縮減しつつある意味世界を生きる人」である。このような世界は,認知症である当事者も,家族介護者や支援者も「未だ歩んだことのない道」である。このような「未だ歩んだことのない道」において,認知症を生きる人が少しでも「関係性が拡張する」という意味で成長し,かつ安心して生活するためには,規範（意味）の原初的生成が常時必要となる。

　身体の溶け合いは,エピソードの中でも多々見られる。例えば【エピソード(1)-b】でのYヘルパーは,夕方になるとT氏を思い出すKさんの気をそらすことができなかった。何度説明しても,その場その時は納得するが,すぐに忘れてしまうので,対応に困っていた。「説明」という行為では,持続的な意味生成ができなかったといえる。困ったYヘルパーは,先輩に相談し「一緒に歌を歌った」。その場のリズムや楽しそうな雰囲気を一緒に味わうことが身体の溶け合いとなり,「楽しい」という意味が立ち上がり,持続可能な行為となったといえる。また,歌うことで⑯Kさんはどんどん明るくなっていった。その姿から,歌うことが有効な支援（「オタスケマン」）であることをKさんから教えてもらったのである。

　規範（意味）の原初的生成フェーズにおいて,第三の身体を構成することの困難を示すために,大澤（1990）は統合失調症の事例を多数提示している。ここから考えうることは,認知症の症状が,非常に統合失調症と酷似している（小澤,2005）ことから,認知症を生きる人も,発症する以前と比較すると,意味世界の立ち上げに失敗している状態と考えられる。つまり,「ラジカセ」の使い方がわからないということは,「ラジカセ」を,音楽を流すための道具として使用としている集合体の作用圏の外部に出た,と言い換えることが可能で,認知症を生きる人の世界とは,様々な規範（意味）が織りなす重層的で多層的な作用圏の数が減少し,意味が消失した世界に放置された状態と考えることができる。全く言葉も文化も異なる外国に突然連れて行かれ,一人放置された状態を想像していただきたい。話しかけられる言葉の意味は何一つ理解できず,多くの事物は,使い方はおろか,その使用目的さえも皆目見当もつかない世界である。もちろん社会的規則や制度など抽象的規範の理解は不可能である。認知症を生きる人とは,このようにある日突然,意味が消失していく世界に一人取

り残された「世界」を生きていると考えられるのである。

　そのため，認知症を生きる人が感じる「不安」や「恐れ」とは，意味世界が「縮減する」ことによって生じると考えられる。もちろん，突然すべての意味が消失していくわけではない。徐々に，不特定多数の人と共有していた一般的な意味世界が崩壊し，彼らは特定の人としか共有できない特殊な意味世界を生きるしかない。そのため，特定の人以外はすべて，意味世界を全く共有できない「絶対的他者」となる。意味世界を共有できる特定の人の数が減少し，日々「絶対的な他者」が増えていく恐怖は，想像を絶する世界といえるであろう。

　認知症を生きる人を決して「子ども扱い」してはいけない根拠はここにある。認知症を生きる人の世界は，意味世界を日々生成している幼児と非常に酷似しているといわれるが，決して幼少期に「逆行」または「退行」しているのではない。認知症を生きる人は，「今までの人生経験を身体に宿しながら，自尊心・情動・意思の連続性を温存しつつ，縮減した意味世界」を生きる人である。このような世界は，認知症である当事者も，家族や介護者も「未だ歩んだことのない道[12]」である。だからこそ，豊かな人生経験をもった一人の存在として，敬意をもって関係を作っていく必要があるのである。

　そして，認知症を生きる人のケアが，24時間を通じた介護者を必要とする理由もここにある。このような誰も「未だ歩んだことのない道」である縮減した意味世界に生きている認知症を生きる人が，日常生活において安心して暮らすには，常時，身体の溶け合いによる原初的な規範（意味）の生成を必要としているからである。そのためには，必ず溶け合う身体を必要とし，その身体を通じてのみ，一般的な社会とのつながり（関係）を日々創っていくしかないのである。そのため，T氏がいうように，[13]困った時に何時でも利用可能な24時間体制の在宅サービスの充実が「呆けても安心して暮らせる社会」といえるだろう。

　このような前提に立った場合，T氏がいう〈失敗〉が理解可能となるだろう。T氏がいう〈失敗〉とは，単に「うまくいかなかった」という体験を指しているのではない。その〈失敗〉とは，身体の溶け合いが行われながらも，原初的な規範（意味）が生成されなかった場合，または原初的な規範（意味）生成が一時的に行われたにもかかわらず安定せず，崩壊した場合を指していると考え

られる。Kさんには常に原初的な意味生成が必要である。崩壊しても，創り続けるしかない。だからこそ，介護者には「〈失敗〉を楽しむ態度」＝「規範（意味）が崩壊しても創り続ける態度」が要請されるのである。

例えば，【エピソード（2）-c】において，㉕にあるように調理の意味が共有できているうちはよかったが，調理の意味が消失し，Kさんは作用圏の外に出てしまった。そのため，Kさんの料理教室において，Kさんがなぜそこにいて，なぜ「絶対的他者」といっしょに参加するのか，参加する意味そのものが消失している。そのため，Kさんはその場にいづらくなって，ここではないどこかを目指し「徘徊」していたのである。

もう一点，記憶についても触れておきたい。グループ・ダイナミックスでは，記憶とは，頭の中に刷り込まれた過去のできごとを意味せず，集合流の視点をとるため，記憶を新しく把握し直すことが可能である。私たちは，常に，規模と持続時間を異にする多くの集合流の「合流点」に身を置いている。その合流点の集合流を「イマココ集合流」と呼んでいる（杉万，2013，p. 289）。ここから記憶とは，イマココ集合流の中に長期的な集合流が流れ込んでいることと定義することができ，単純な意味を超えて，一つのナラティブが「想起」される現象と位置づけることができる。つまり，Kさんにとって，ヘルパーさんと一緒に楽しくリズムに乗り，決まったフレーズを音に合わせて繰り返したという一連の行為が，"歌"という一つのまとまりをもったナラティブを維持する集合流として，イマココ集合流の中に流入したと考えられる。そのため，今まで歌ったことのない演歌を記憶して，T氏の前で「想起」してみせたと説明できるのである。

4）〈プロレタリアートな身体を生きる〉：〈よく生きる〉ことを目指す

本項では，認知症介護支援におけるケアの方向性について考察する。天田（2007）は，老年期における個人の身体の「ままならなさ」を第一義的に意味する現象として〈老い衰えゆくこと〉を取り上げ，〈老い衰えゆくこと〉という現象を，単に身体上の変化に留まらず，〈老い衰えゆくこと〉という身体の変化が当該の社会関係に働き掛けることによって人々の関係性と日常を構成する意味世界を変容させる〈力〉を内備したものと位置づけている。その上で，〈老い衰

えゆくこと〉の根源的暴力性とは，自らの意思とは無関係に，意思に反して当事者に襲いかかってくるような，あるいは自己にとっては制御不能で「主体」それ自体を剥奪されるかのような〈現実〉のモメントであり，自らの身体を他者に非対称的に曝け出さなければならないという徹底的な受動性が，他者からの浸食を受けるという根源的暴力性が孕まれている，と説明する。また，老い衰えゆく身体を生きる人間の存在とは，「何も所有しない存在，固執すべきいかなる同一性をも持たない存在，この社会の中に特定の位置を持ち得ない存在，それは意外にも，いや当然にも，若きマルクスが描き出したプロレタリアートの像に重なる（鷲田, 2003）」。換言すれば，〈老い衰えゆく身体を生きる〉こととは〈プロレタリアートの身体を生きること〉の別名である。認知症を生きる人も，〈プロレタリアートの身体を生きる〉人であり，彼らの願いは「〈よく生きる〉こと」，つまり，よく食べることができ，よく飲むことができ，よく寝ることができ，排泄ができ，呼吸ができ，泪がためられること，温もりある体温があることである（天田, 2004）。

　ここから，私たちが認知症介護支援における新しい方向性を見出すことができる。支援の第一優先事項は，認知症を生きる人の〈よく生きる〉を支えることであり，それは要介護者の健康状態によらず，常に求められるべきである。また，支援者は支援内容を自らの能力によって先行的に規定するのではなく，支援の発動点は常に要介護者側にあることを自覚する必要がある。

　例えば，【エピソード (2)-c】では，K さんの栄養状態の悪化という〈よく生きる〉が阻害される状況が起こったことに対して，T 氏が助けてほしいと支援を求め，それを受けて W 栄養士は「㉚苦悩された上で助けを求め，社会資源を利用されたことで，私たちにも何とかしようという気持ちが伝わってきて，自分たちでできることをさせてもらおうと思い」，料理教室が始まったというプロセスが大切である。また，【エピソード (3)-a】では，K さんの身体状況的には，オムツ内排泄ではなく，ポータブルトイレでの排泄が第一優先事項であった㉛。それを受容できなかったのは，家族介護者である T 氏であった㉜。家族介護者一人でのポータブルトイレへの移乗介助は，オムツ介助⑩よりももっと介護負担が大きいと思いこんでいた。また，「なぜ，ポータブルトイレに踏み切れなかったのか」という質問に対し，T 氏は「すぐ死んでしまうと思ってい

たから①」とも話してくれた．だからこそ，T氏はケアマネなどに詰め寄られても⑪，なかなか決断しきれなかったが，今度はT氏の体調が許さないという別の「ピンチ㉟」として問題となった．それをTケアマネは，「Kさんの心が和むプラン㉞」という視点を崩さず，T氏を要介護者とすることで，支援の絶対量を増やし，Kさんの〈よく生きる〉を支える排泄と入浴介助の支援を受けることを可能にしたのである．さらに，【エピソード (3)-b】では，最もコントロールが難しい「よく寝る」が課題となった．私たちにとって自明である24時間サイクルを疑うことは非常に難しいことである．しかし，JヘルパーはKさんの〈よく生きる〉を阻害しているのではないかと，支援そのものに疑問を感じ，自らの体験と照らし合わせ，以前の自分の姿をT氏に重ね，25時間サイクルのケアの提案に踏み切った㊱．それに事業所も協力し，T氏もその提案を素直に受け止め，記録することでKさんの〈よく生きる〉のサイクルが24時間20分であることを発見したのである㊲．

5) 認知症介護支援者に求められる〈専門性〉：「溶け合う」関係を楽しむ姿勢

最後に，支援者に求められている〈専門性〉とは，自らの生活世界から出て，相手の生活世界に飛び込み，そこから必要な支援について考える態度であることを述べる．専門家が「専門家」として関わり続けようとする態度は，自分の生活世界の視座に留まることであり，自らが変化することを拒み，相手を変化させようという「強者−弱者」関係が生じやすい．支援者が自らの生活世界に留まらず，専門家という視座を降りて，相手の生活世界に飛び込み，要介護者との「溶け合う関係」を楽しむ姿勢が，支援者と要介護者，家族と要介護者の関係性を変化させ，新たな支援を生み出す可能性に開かれている．

【エピソード (2)-a】は，その豊かな発想に私たちも驚かされた事例であった．ヘルパーたちは，「徘徊の見守り」といいながら，自らも大変危険な目に遭っている．通常専門家であれば，対象者の安全を第一優先とし，「危険な問題行動を回避する」ための支援を考えるのが常識である．しかし，Mヘルパーは，専門家として対応する前に，「これは一体どういうことなのか，と考えてみ⑲」たのである．これは，常識や知識から判断すべきという「自らの生活世界」から一旦出て，Kさんの生活世界に飛び込んで考えてみようとした姿勢である．する

とKさんの生活世界から見た〈もう一つの世界〉が見えてきた。それが「行きたいから渡る」「行きたいから車道に出る」「白い車は先生［T氏］と同じ色だから，乗りたい」という一瞬の思いだけで行動するような世界だった。〈もう一つの世界〉から支援を考えるため，「Kさんの思いに付き合ってみよう[20]」と考え，付かず離れずの距離を保ち，あたかも「Kさんの知り合いが，散歩途中のKさんに話しかける」という状況を創出し，「Kさんが我に返る」きっかけを創るという「新しい支援」へと結びついたのである。そしてこの支援の成功が，要介護者が「問題行動をとる者」となり，支援者と要介護者の関係が「観察する者－観察される者」となることを回避し，要介護者が「このような支援があれば徘徊を止められる者」として立ち現れ，支援者は「それを支援する人」として協力的な関係を保つことができたのである。

また【エピソード (3)-c】にて，Oヘルパーは，介護経験や技術が十分でないと自覚しながらも，T氏のアドバイスを受け止め，自らの視座を出て「一緒に落ち込んだり，怒ったり，喜んだり」というKさんと直接的な関わり（身体の溶け合い）を非常に大切にしている[41]。また，言葉によるコミュニケーションが不可能な中にも，身体を用いて交流する方法（竹内，2001）を見出しており，ケアの双方向性を大切にし，Kさんを知ると同時に協同する重要性を感じている[40]。同時に，その時のKさんの体調や，T氏との息の合わせ方などで，移動がスムースにいく場合といかない場合の差が大きいという[38][39]。マニュアルが作れるわけでもなく，1回1回が真剣勝負になる。そのため，Kさんに「待て」と言われたり，拒否的態度をとられたりすることもある。ここでも，Kさんは「一方的に介護を受ける人」ではなく，「支援者と一緒に共同して生活する人」となり，家族介護者や支援者はそれを支援する人という関係が維持されるのである。

このように，イマココでの介護現場における原初的な意味生成や，新しい支援を大切にしながら，「溶け合う」関係の中で経験を積み重ねようという志向性が，「溶け合う」関係を楽しむ態度であり，T氏がいう「必要なのは笑顔」，「〈失敗〉を楽しめ」ということだといえよう。

第6章

〈生きづらさ〉に寄り添う〈支援〉とは

　本章では，現代社会における医療・看護・介護の新たな〈支援〉のあり方，〈生きづらさ〉に寄り添う〈支援〉について考察した本書の成果について総括し，今後の課題について論じる。第1節では，本書の成果についてまとめる。第2節において，〈生きづらさ〉を抱える人々が創出されやすい現代社会にあって，〈支援〉の中核をなす医療・看護・介護においての今後の課題について述べる。

第1節　本書の成果

1）3つのフィールドワークの総括

　本書は，既存のアプローチが前提としている「実際に個人が抱えざるを得ない社会的属性による〈生きづらさ〉の問題」（野崎，2011，p.190）を，医療・看護・介護における支援をめぐる専門職と要支援者の関係性に焦点化し，問題点を再検討した。

　第3章では，現代医療の問題が，①患者という人間ではなく，患者の病気だけが医療の対象とされていること，②病気の専門家である医師と患者の間に「強者－弱者」という上下関係が存在していること，第4章では，現代看護の問題が，子育て支援において，①母親個人の能力不足・資質不足が対象化されていること，②母親の当事者性が看過されていること，③支援者と母親が非対称的であること，第5章では，現代介護の問題が，①要介護者の認知機能・能力の低下を問題とし，その機能・能力低下を補うことが支援の目的とされていること，②専門家の支援が，認知機能・能力低下した患者を支援するという非対称的な指導関係を当然とすること，さらに，在宅での介護支援においては，③家族の「介護（能）力」の不足が問題とされ，④家族への専門職支援も，家族

の介護（能）力不足を支援するという非対称的な指導関係が前提とされていること，を特徴としていることを指摘した。

また，前述したすべての特徴は，近代医療の特徴，すなわち，医師は患者個人の疾患にのみ注目し，その疾患を圧倒的な権威を有する専門家として治療するという特徴とパラレルな状況であり，それが個人の内面を注視し，生を管理の対象とする近代の価値観，フーコーのいう〈生－権力〉，として発展してきたことを述べた。

本書で問題点としたのは，〈生－権力〉そのものではなく，〈生－権力〉の成立が，規範の高度な抽象化と表裏一体であること，現代における医療・看護・介護の問題点が，〈生－権力〉の「過度」の強化，規範の「過度」の抽象化のもとで，生かす権力である〈生－権力〉がその極点まで押し進められ，逆説的に，人の生を疎外する死なせる権力へと絶対化した（大澤，2002）ことによって生じていること，を明らかにした。さらに，規範が過度に抽象化することの帰結として，「原初的な規範形成フェーズ」への回帰が始まっており，規範の失効が生じ，そのことにより，現代社会に特徴的である〈生きづらさ〉を多くの人々が感じていること，その〈生きづらさ〉を緩和し，積極的な生きる意味を創出するような支援が必要とされていることを明らかにした。

本書は，その主題を，近代化が大きな曲がり角を迎え，ポスト近代という新しい時代に入りつつある今，必要とされている新しい〈支援〉のあり方とし，3つのフィールドワークの実践から，専門職と要支援者の関係性に特化した新しい〈支援〉の方向性を明らかにした。

その成果としては，回帰のフェーズを通じた原初的なフェーズにおいて，身体の溶け合いを妨げないフラットな関係性と，専門職が原初的な第三の身体の役割を担うと共に，第三の身体として自らが不可視化することをためらわない態度が重要であることが，明らかになった。さらに，身体の溶け合い，原初的な第三の身体としての働きを保ったまま，自らが不可視化することをためらわない態度によって，要支援者の主体性が確立され，専門職と要支援者たちが協同的実践によって作り出される場や関係性，規範（意味）そのものが，要支援者が感じていた〈生きづらさ〉を解決する一つの方途となっていた。

第3章では，医師が，住民（要支援者）を一人の人間として見つめる姿勢，医

師と住民の間の対等な関係が，活動を通じて貫徹され，世俗的な評価や報酬を超絶した医師の姿によって，その活動が健全な形で成長し，活動を支える規範が，さらに発達する可能性を秘めていた。第4章では，助産師は，「母親の問題・欠点に注目し，指導的関係においてのみ，矯正する」というスタンスはとられておらず，原初的な第三の身体として指導しつつも，身体の溶け合いの中から，その母親固有の新しい生き方（子育て）を模索するという未来志向的な姿勢，ひいては，母親に自信と能動性を育む姿勢に貫かれていた。また，身体の溶け合いを促進する「乳房マッサージの手技」を行いつつ，支援者と母親の間で生成された母乳育児の意味や能動的な姿勢は，「待合室」という場において，そこにいる他の母親をも巻き込んで共有されていた。第5章では，認知症を生きる人の病気そのものを問題とするのではなく，支援の方向性を「妻が楽しくなるような介護」と定め，支援が行われていた。そして，支援者たちは，家族の介護力不足を問題とするのではなく，今，必要な支援を「課題」とし，その課題に巻き込まれつつも，その解決を試みていた。さらに，身体の溶け合う関係を基盤とした支援によって，「介護＝負担」という等式が崩壊し，「『支援があればできる』認知症を生きる人」と「それを支援する人」という新たな支援関係が醸成され，認知症を生きる人の世界とは，「未だ歩んだことのない新しい道」であるために，在宅介護の現場は，規範（意味）の原初的形成の場となっていた。また，認知症を生きる人は，〈プロレタリアートの身体を生きる〉のであり，彼らの願いは「〈よく生きる〉こと」，支援の発動点は常に要介護者側に存在していること，それを支援者側が自覚する必要があること，を明らかにした。さらに，介護者に求められている〈専門性〉とは，自らの生活世界から出て，相手の生活世界に飛び込み，そこから必要な支援について考える姿勢，身体の溶け合いを楽しめる姿勢，であることを示した。

2）〈生きづらさ〉に寄り添う〈支援〉の特徴

　本項では，各章で個別に論じてきた〈支援〉活動のリーダーたちについて考察しておく。本書で取り上げた活動のリーダーたちは，常に要支援者たちと協力し，自ら介入し，具体的な〈支援〉を行っていた。現実問題として，〈生きづらさ〉を抱え，〈支援〉を必要としている人々は大勢いるが，実際に〈支援〉を

行っている人々の数は，十分ではないのが現状である。今後，このような〈支援〉活動が拡充していくためにも，本書で取り上げたリーダーたちを，強力なイデオロギーによって突き動かされているカリスマ的存在，特別な存在として，祭り上げるのではなく，誰にでもアクセス可能な活動であることを提示する必要がある。そこで，どのような動機づけによって，活動を行っているのか，その特徴について考察しておく。

現代社会において多くの人々が〈生きづらさ〉を抱えており，「新しい傷」を受けるリスクに曝されている。大澤（2002, 2010, 2011）は，このような新しい傷を癒すために必要な態度を，NPO ペシャワール会の代表で医師の中村哲氏の人道的活動・態度の中に見出している。ペシャワール会とは，中村氏のパキスタン・アフガニスタンでの医療活動を支援する目的で作られた NPO 団体である。しかし，彼らの活動とは，狭義の医療ではとうてい説明できないような活動となっている（中村, 2001, 2007）。戦火の激しい中，無医地区や難民キャンプで医療活動をする傍ら，大規模な旱魃に対し，現地住民と協力し，井戸を掘ったり，用水路を作ったりもしているからである。

大澤（2002, pp. 222-223）は，この中村氏の活動を，「犠牲者にアクセスする権利」，「人道的介入の権利」，つまり，人道的な救援活動の為に犠牲者のもとに駆けつけて，救援物質を犠牲者に届ける権利がある，という考え方を基盤とした活動と位置づけている。そして，「人間としての尊厳を奪われている人々がいたとき，それに対して，沈黙しないこと」が重要であり，人権的介入が一つの権利であるということは，こうした〈支援〉活動に対して，ある一群の人々が，介入を強く欲望していること，介入への衝動に突き動かされている，ということを前提としているのである。

第３〜５章で紹介した「新しい〈支援〉」活動における原動力も，こうした「人道的介入」だったといえるのではないだろうか。第３章で紹介した早川医師の，長年の医療活動へと動かしている原動力は，戦後の生き残りとしての使命であった。「あの戦争は何だったのか」と問い続けることと，「権力は信じてはいけない」という「納得のいかなさ」であった。そして，教授会，自治会と対決し，授業料値上げ反対と，教授会の公開性を要求した。理由は，「医療を志した友人が，戦死した家族をもって，授業料をかせがなならんが，退学せざる

を得ない，見捨てるわけには行かない（傍点筆者）。学生にしたんだから，最後まで医学を教育するのが大学の責任」と大学にたてつき，大学を追われる。「出る過程の中で，西陣の町衆の自立自衛・共生が学生の時に学んだ思想と共鳴し」，西陣を中心とした医療運動へとつながっていったのである（Field Note. 20070717）。

また，「ともに生きる・京都」とのつながりが深かった「堀川福祉奉仕団」は，独居高齢者の問題，痴呆の問題にいち早く対応した住民組織であり，その思いは「生まれ育った地域で，自分の意志で，どんな形であれ，自分の思いで暮らせるのが幸せではないか」と考え，「地域で起こっていることは地域住民の中で解消していく」「住民同士が支え合って，それを自分のこととして捉えて活動していこう」と取り組んだ。「ともに生きる・京都」の前身である「堀川病院で公的介護保険を考える」においても，奉仕団のメンバーは，「孤独死は絶対あかん（傍点筆者）」と強く主張していた。彼らは，目の前の苦しんでいる人の姿を特別なものとせず，「明日は我が身ぞ，助け合い」と捉えていた。つまり，「いつか自分にも起こりうる問題であり，このまま放置できない」という思いに，支えられていたといえる。

根津医師にとっての活動のきっかけは，阪神・淡路大震災での医療チームの救援活動であった。その活動は，約2ヶ月後「祭りは終わった」と救援活動から撤退した。根津医師は違和感と怒りを覚え，これから何年も暮らしを立て直し，作っていかなければならない「被災者の生活」と「自分の京都での生活」を切り離して考えることができなかった（傍点筆者）。だからこそ，京都で勉強会を始めた。活動のモチベーションについて根津医師はこう語っている。「自分自身はこうあってほしいて，自分自身で期待してねん。要するに，自分自身は清く正しく美しく生きていたいねん。一回しかない人生，清く正しく美しく生きていたい。清く正しく美しく生きていくためには，こういう方向を向いておいてほしいし，そういう方向に向かって弛まぬ努力をしていてほしいねん。それで努力を怠ると自分自身がそれを許せなくなる（傍点筆者）。だから，ほんまにその努力ができなかったとき，分裂病に，鬱になってると思うわ」（Field Note. 20070129）。

福井氏が，母乳育児支援を始めるきっかけも，人道的介入の一つであった

といえる。福井氏は，助産学生の頃から母乳育児に興味があったという（福井, 2009）。福井氏が学生の頃は，助産師がお産の介助と指導全般を行っていたので，助産師という専門職に，大いに魅力を感じていた。しかし，そんな助産師でさえ，母乳が出なくて困っている母親に効果的なマッサージができない，という現実があった。福井氏自身，マッサージ師から講義を受けたが，実際の技術としては使えなかったという。病院勤務においても，有効なマッサージというものに出会うことができず，日々悩んでいる時に，地域の助産師に指導を受ける機会を得て，授乳指導ができるようになった。しかし，退院後は，地域の助産師任せで，気になる母親は家庭訪問していたものの，痛みを伴う乳房のトラブルに手も足も出なかった（傍点筆者）。そんな中，明確な技術的解決を与えてくれたのが，「桶谷式乳房マッサージ」であり，自らが地域の受け皿になろうと，開業に踏み切ったという。さらに，アレルギーの指導や健康法など，専門職としてのつまずきによって，新たな師との出会いを求め，学びの機会を得るという「チャンス」へと変えていった。豊富な知識と高い技術を伴った状態でも，すべての問題に対応できるわけではない。常に，知識や技術において，探究心を失わず，また，母親と共に問題に取り組み，母親の気付きから教えてもらうという姿勢を，長年継続可能にしているのは，「納得のいかなさ」に真摯であり続けているからであると考えられる。

　最後に，認知症居宅介護におけるT氏という家族支援者の姿勢と原動力について考える。家族支援者であるT氏における特筆すべき点とは，Kさんが発症した当時から見られる「助けてと言ったのです」という態度である。発症当時は，認知症の在宅介護は，他に選択肢がないという意味での「消極的な選択肢」でしかなかった（宮崎，2011）。Kさんが発症した当時（1988年ごろ）は，自宅か精神病院・老人病院以外に，療養型医療施設や特別養護老人ホームなどの施設ができ始めたころであった。そのため，それまでの認知症患者は，家族だけでの対応に困難を極め，座敷牢や納屋などに隔離されていたのが実情であった。KさんもT氏も自宅で一緒に暮らしたい，だからこそ，在宅ケアを積極的に選択した。同時に，T氏は，Kさんの状況を隠そうとはせず，娘・近所の人だけでなく，勤務先の人たちなど多くの人たちに「助けて」と声をかけた。

　なぜ，在宅介護を選んだのか，という質問にT氏はこう答えた。「私が看て

いける範囲は看ていけるけど，恐らく私一人ではダメだろう。だから，早くから助けを借りる段取りをしておこうと。あのころは今より社会的サービスゼロですわ。20年前はね。だから最初に頼んだのは隣近所。私がまだ病院に出てましたからね。そして，あの人［Kさん］の友達。それにできるだけ助けてくれるようにはしていました」さらに，もう一つの狙いがあったという。「これから認知症というのはね，これから嫌というほど増えていくんだから，どうしても社会的サポートが必要になると。ということは，そういう呼びかけをしていくことによってね，私一人でもやるというね，いくらかでもネットワークができるかもしれないというね，そういうなんちゅうかな，願望みたいな。若干あったことは間違いない」こういう発想に至ったのは，T氏自身が，第3章で紹介した戦後の住民医療運動に関わった医師の一人だったからだという。「社会資源はな，ゼロから作らな，誰も作ってくれないということだ。住民が作るんだ。国が作ってくれるもんではない。住民が作って，で，国に作らせると。制度があって世の中がよくなるんじゃなくて，世の中がよくなる中で制度が整う（傍点筆者）。そういう発想だわな。だから，政治家よりも住民のほうが賢いっていうことなの」しかし，現実問題は難しい。「住民がやな，遠慮しとるからいかんのや。うん。住民がもの言ったらいいんじゃないか。正直に助けてくれとか，これがほしいとか。そっから始まるんだから。正直でいいんじゃないか」「泣きつける相手がいるっていうことは，素晴らしいことなんです」(Field Note. 20080914)。

　福祉，地域づくり，救済活動，海外協力などのボランティアを，〈支援〉活動へと突き動かすものは，身体の溶け合いであった。かつての政治運動や社会運動の原動力は，理想や思想（イデオロギー）であった。理想や思想は高度に抽象化した規範である。したがって，理想や思想に突き動かされる身体は，高度に抽象化した規範の作用圏に身を置いていたといえる。しかし，現代における市民レベルのボランティア活動は，「思想的無臭性」を特徴とし，目の前に支援を必要としている人々がいる時，沈黙せずに，「ほっておけない」と自ら進んで行動するのである（杉万，2010）。こうした「介入への衝動に突き動かされるような態度」を，根津医師は，「自発的に救護に走らせる心」と呼んだ。社会の集合流を鑑みつつ，これからの医療・看護・介護における新しい〈支援〉を活性

化するためには，こうした人道的介入を恐れない姿勢を，一人でも多くの人が発動させることが重要なのではないだろうか。さらに，こうした介入を日常化することが，〈生きづらさ〉を抱えている人でも生きられる社会，つまり，誰にとっても住みやすい社会を創ることにつながるのではないだろうか。

3) 健康・子育て・介護における〈生きづらさ〉再考

「近代化」の過程で生じた社会現象としての〈生きづらさ〉とは，〈生－権力〉の過度の強化であり，過度に抽象化した規範（(c)の段階）のもとで生じる現象である。ここからは，健康・子育て・介護における〈生きづらさ〉を再考し，多くの人々が感じる不安が，上杉（2008）が提示する「健康不安」と構造的に同じであることを示す。

　上杉は，近代から現代にかけての健康観がそれまでのものと大きく変化し，「無限追求目標としての健康」になったと指摘している。近代以前の健康観とは養生思想であった。それは「所与としての健康」であり，与えられた身体は元気に生活でき，天寿を全うする健康な状態にあり，その健康を養い維持することを目的としていた。しかし，近代から現代にかけての健康観とはWHOの健康の定義にあるように，「異常がない」ことを正常とし，異常から正常を定義している。つまり，健康を求めることは，異常を消去することとなり，異常が焦点化・微細化され，次々と新しい異常が現れてくる。健康は生まれつきもっている状態ではなく，またどこかにある状態でもなく，絶えず求め続ける「運動」＝形式のみになった。この健康追求運動では，病気の治療に留まらず，予防の概念から，隠れている病気を見つけ出す必要が出てくる。こうして健康のための「病気探し」が始まり，人々の関心は生活環境の改善に向けられ，不潔な環境が改善された後も，もっと清潔になることを目指して，ますます小さな不潔が改善の対象として浮かび上がる。

　健康が「異常がない状態」とすると，健康をめぐる問題は異常をめぐる問題に集約され，何が異常なのかを決める普遍的基準はなく，ある価値基準の下で判断される。しかし，価値基準は多様であり，価値判断は恣意的な判断である。すると，何が異常かよりも，誰が異常を決めるのか，ということがより本質的な問題となる。ここで注目すべきは，異常を判断する主体が個人と社会に二元

化したことである。
　健康とは本来的には私事的な問題であり，ミクロな健康であった。我が身を守ろうとして健康を願い，病気を避けようとするミクロな健康においては，異常の基準は「個性的」で，分散化の方向にあった。しかし，前述したように人口調整のための社会的視点からは，組織的な役割を果たす人間を作るために人々の身体をどのように管理するかが問題となり，社会的な基準によって規定されるマクロな健康が生まれた。マクロな健康は，能力の発揮を前提としており，能力を発揮できないことが不健康の表明，健康を害することが能力不適応の表明となる。このようにミクロな健康がマクロな健康に取り込まれると病人の役割が変わってくる。病人は病気の苦しさや痛みを感じながら，その苦痛を取り除き元気になりたいと願っているだけでなく，治療を受けて回復するという義務を負うことになる。そして健康が，役割遂行が可能な状態を示し，それが不可能な状態が病気とされるのである。
　健康追求運動を求められる社会は，人々に自己の健康基準を捨てさせ，社会的な健康基準に同調するように迫り，社会的基準に照らして健康であることが大事だと宣伝する。それは「健康への強迫」といえる。この強迫によって，健康への自己決定権を失った人々は，自分で自分の健康を決められない状態になる。そして人々の心の中に「自分が今健康であるかどうかわからない不安」が生まれてくる。人々は，今自分は健康だと思っているが，どこかに病気が隠れているのではないかと不安をもつようになる。それは自分を見失った不安である。
　また，健康追求運動を求める社会はまた，たえず「異常の排除」＝「健康状態の継続」を目指して健康水準を上昇させることになる。それは果てしのない運動であり，健康への自己決定権を失った人々は，どこまでも上昇し続けるその水準を追い続けなければならない。そこから，人々の心の中に，どこまで健康を追い求めればいいのかわからない不安が生まれてくる。それは終着点の見えない不安なのである。もうお気付きの方もいるだろうが，この健康追求運動は，〈生－権力〉のメカニズムと全く同じ構造になっている。
　子育てにおける母親の不安，介護における家族の不安は，子育て・介護の社会的役割が果たせる状態を〈健康〉，果たせない状態を〈病気〉とする健康不安の構造と全く同じである。役割を遂行することだけが求められるため，役割の

遂行＝健康への強迫が生まれ，育児・介護不安が増殖されていく。常に，役割から〈疎外〉される力が働いているために，その力に常に抗わなくてはいけない。つまり，常に「よき母親」「よき介護者」であることを求められるのであり，そのことに疲弊している状態ともいえる。また，健康＝役割を遂行している基準をめぐって，個人的基準と社会的基準において対立が生まれ，母親や介護者自身が子育て・介護における自己決定権を失っている状態にある。どこまでも上昇し続ける水準に，当事者自身がどこまで追い求めればいいのかわからないという不安を抱えているのである。

　第3章で紹介した「ともに生きる・京都」が目指すべきものは，「自分の健康は自分で守る」というものだった。住民たちが抱える健康不安に対し，自己の健康管理について普段から考え，自己決定権を取り戻していこう，と呼びかけている住民運動だと捉えることができる。また，第4章で紹介した母乳育児を基盤とした子育て〈支援〉は，こうした母親の不安に真っ向から抗う力を母親につけさせることを最終的なゴールとしていた。だからこそ，母乳育児は「母親育て」なのであり，最終的に母親たちは，自らの健康状態だけでなく，家族全員の健康をマネジメントできるホームドクターへと成長していくのである。第5章で紹介したT氏は，常に「妻が笑顔になる介護」を求め続けた。T氏にとっての「よい介護」とは，Kさんの〈よく生きる〉が守られることであり，それがT氏を含めた家族の幸せだという姿勢はぶれなかったのである。このような意味で自己管理できることこそが，安心できる「健康管理」のあり様といえるのではないだろうか。

第2節　新しい〈支援〉に向けて

　本書は，具体的現場性と関係主義へと回帰する時代である現代社会において，〈生きづらさ〉に寄り添う支援活動における新しい〈支援〉のあり方を検討してきた。新しい〈支援〉のあり方とは，「身体の溶け合いを妨げない〈支援〉活動のあり方」であった。今後，益々このような新しい〈支援〉活動が求められるとすれば，どのような〈支援〉のあり方が構想されるのか，そのレパートリーを拡充する必要がある。そこで重要になってくるのが，医療・看護・介護の臨

床現場における①アクションリサーチの促進と②近代的人間観の見直し，③豊かな関係性を生み出す〈歓待〉の概念化，である．

1）アクションリサーチの促進

　本書は，アクションリサーチを基盤として行われた研究である．そして，本書で得られた知見は，研究者自身が現場に参加し，当事者たちと共に考える中で生み出された知見である．特定の現場（local）から生み出された知見は，特定の現場において，当面成立可能で受容可能な解—「成解」であり，いつでも普遍的に妥当する真理・法則性をもつ「正解」とは異なる．つまり，普遍的（universal）ではなく，常に空間限定的（local）・時間限定的（temporary）な性質をもっている．そのため，アクションリサーチからもたらされる「成解」は，常に修正と更新に向けて開かれており，他の現場で「成解」となり得ないものでも，過去あるいは将来においては，「成解」となり得る可能性を秘めている（矢守，2010, pp. 22-23）．つまり，一つの特定の現場におけるアクションリサーチからもたらされた「成解」は，他の現場，過去・未来も含めて，「成解」の潜在的な蓄積であり，人間存在の多面的な現実に即した〈臨床の知〉（中村，1992）の蓄積，ともいえる．この「成解」の蓄積，〈臨床の知〉の蓄積こそが，今，医療・看護・介護の現場で最も必要とされている実践で必要とされている知−「実践知」（香川，2012）なのではないか．アクションリサーチからもたらされる知見が，豊かな言説空間を形成し，さらに，実践知を豊かにし，現実を変容することが可能となる．

　医療・看護・介護における研究では，ここ10年ほどの間に，アクションリサーチが取り入れられ，その必要性は叫ばれるようにはなっているが（例えば，Morton-Cooper, 2000/2005, Kiefer, 2006/2010, 筒井編，2010など），まだ十分な研究が行われているとは言いがたい．今後，新しい〈支援〉活動を拡充していくためには，医療・看護・介護におけるアクションリサーチ（実践研究）を促進していくことが重要である．

　アクションリサーチは，「新しい活動の場」を創造する一つの方途でもある．本書では，「〈生きづらさ〉を抱える人の〈よく生きる〉生きる」を支えるためには，身体の溶け合いを妨げないような活動や場作りの重要性を指摘してきた．

しかし，第3章の事例からも明らかなように，「地域の互助活動が盛んだ」といわれている京都でさえ，コミュニティの絆が失われている。もちろん，学校や企業，労働組合，職業団体といった組織の求心力も，昔の面影はない。家族ですら，核家族にまで縮小し，さらに，共働きや離婚の増大によって，不安定化している。同じ地域に暮らしているから，同じ組織に所属しているから，血のつながりがあるから，といった自然の根拠に基づく「自然な場」は，身体の溶け合いの場を提供するには，十分ではないのが現状である。だからこそ，次なる一手は，自然の場に変わる新しい場を創造するしかない（杉万，2010）。

「新しい活動の場」とは，創造の産物であるが故に，人為的な場となる。その場に集まる人々が，身体の溶け合いを経験でき，そこから，原初的であっても，自らに方向性を与えてくれる実質的な規範（意味）を形成してくれる場を，積極的に創造していくことが重要である。

2）近代的人間観の見直し

本書で取り上げてきた3つの新しい〈支援〉活動は，新しい人間観を前提とした時に，立ち現れてきた活動といえる。新しい人間観とは，既存の「心を内蔵した肉体」から，関係的存在（Gergen, 2009）への人間観の見直しを指す。近代的人間観においては，肉体に内蔵された心には感情が宿り，心は様々な思考や判断がなされる重要な座とされている。そのため，「頭の中の内的世界」「個人の内的世界」を前提とし，記憶・学習・能力・アイデンティティなどのあらゆる現象は，内的精神過程に帰属されたものと考えられている。しかし，新しい人間観においては，あらゆる現象は，根元的に「人々や道具の間のインタラクション（相互行為）あるいは関係性」から成ると考え，「徹底的に」関係性から物事を捉えようとしている（香川，2008）。

第1章第1節1）で指摘したように，既存の解明方法では，医療・看護・介護の目的は，「形態的・機能的異常の正常化」を図ることを第一義としてきた。また，医学の診療科や看護学の対象領域の分類[10]に鑑みると，これらが「身体」

---

10 看護学における対象領域の分類とは，発達課題に従って，母性看護学・小児看護学・成人看護学・老年看護学と分類され，さらに精神看護学が独立しており，発達課題に分類されないものが地域看護学や在宅看護学といった場の分類として成立している。

と「精神」を前提とした二元論的人間観を前提としていることは明らかである。しかし，本書が指摘したように，医療・看護・介護の本態を，「〈生きづらさ〉を抱えている人の〈よく生きる〉ことを支援すること」と考えた場合，要支援者の〈よく生きる〉ことの基盤となっているのは，生活であり，その生活を支援するのが介護である。また，生活の中に病気や病が存在する。生活の中の病気や病を分節化・焦点化して支援するのが医療であり，その医療を支えるだけでなく，生活の中の病気や病をめぐる問題に共に向き合い，医療と介護の架け橋となるのが看護なのである。〈生きづらさ〉を抱える人に必要な支援を最重要課題とするならば，第5章において「認知症を生きる人」の〈意味世界〉を再検討したように，近代的な心身二元論を前提とした人間観そのものの再検討が喫緊の課題である。

医療・看護・介護において，全く議論がなかったわけではないのは，周知のことであろう。特に，1980～90年代にかけて，近代的人間観の見直しのキーワードとして，「全人的」医療の本質的な議論が盛んになった（池見，1982など）。しかし，明確な定義がなされたというよりも，「議論が尽くされた」という暗黙の了解のもとに，現在では，「全人的」医療というものがア・プリオリなものとして使用されている観が強い。本書において議論してきたように，人間観や関係性を見直すことが，様々な問題の解決の糸口となる可能性を秘めており，今後，支援を前提とした専門職の間においても，さらなる人間観の再検討が重要である。

3）豊かな関係性を生み出す〈歓待〉の概念化

本書で明らかになったのは，新しい〈支援〉活動における支援者と要支援者間の柔軟で豊かな関係性であった。新しい〈支援〉のあり方を検討していくには，このような関係性を，様々な形で概念化していくことが重要である。その一つとして，ホスピタリティ，「歓待」という概念の再検討が求められる。

病院とは病人を迎え入れる場所である。この言葉を体現しているのが，ホスピタリティ（hospitality）＝歓待という言葉であり，これは病院（hospital）の語源でもある。かつては，病院が病人だけを迎え入れる場所ではなかった（猪飼，2010）。しかし，病院が「歓待する場所，あたたかく迎える場所」であると

すれば，誰が誰を迎え入れるのか，という問いが残る。「客をもてなすもの」という意味のホスピタリティという言葉の語源は，元々「迎え入れられたもの」という意味であった。つまり，host という言葉は，元来「歓待を受ける者，異邦人，旅行者」という意味と「歓待を与える者」という二重の意味をもっていた。

多賀（2008, p. 312）は，歓待という概念において問われるべきは，「私の中にいかにして他者の場所があるか」，だという。つまり，「〈歓待〉[11]とは主体のあり方に関わることであり，自らが主体としての立場を捨て，客体へと変換することも辞さない激しい行為，さらに言えば，主体と客体という区別さえも捨て去って何者かと出会うという激しい決意の現れでもある」，としている。そして，病院という場がもし絶対的歓待の場であり，看護の仕事が絶対的歓待の仕事であるとするならば，古代の語源が迎えられる者と迎える者とが同じ言葉で指し示されていたように，そこでは主体と客体の区別そのものを融解させる必要があるという。つまり，「病院は病人を客として迎える（サービス）」というのでも，「病院では病人が主人である（患者中心）」というのでもない。病院は医師が医師でなくなり，看護師が看護師でなくなり，そして，患者が患者でなくなる契機，〈ひと〉が〈ひと〉と出会う契機を必ず通過しなければならない（p. 311），ということである。

以上のことを，私たちの議論に引き寄せるならば，歓待の〈絶対性〉とは，医師や看護師，患者という社会的役割が，権力作用を有するまでに物象化した形態となった現在において，その社会的役割を一旦相対化し，人間対人間として「顔の見える関係」において，原初的な身体の溶け合いを通じて，常に新しい意味づくり，関係づくりに臨む態度（孫，1998）だということができよう。また，医師，看護師，助産師，ケアマネージャー，ヘルパーという専門職としての社会的役割を担っている者でも，患者，母親，要介護者，家族介護者などの社会的役割を担っている者でも，要支援者（〈生きづらさ〉を抱え，〈よく生きる〉ための〈支援〉を必要とするもの）となる可能性は常にある。いつ要支援者と

---

[11] この〈歓待〉という支援のあり様は，既存の「患者中心の医療・ケア」や「person-centered care（Kitwood, 1997/2005）」とは，一線を画している。

なるかは，恣意的で偶有的なのである。とすれば，この〈歓待〉という概念は，リスク社会である現代において，非常に有益な概念となるに違いない。前述したように，人間観の見直しを迫られるとすれば，この〈歓待〉という言葉のあり様も，さらなる精緻化が必要である。

文　献

【第1章】

du Boulay, S.（1984）. *Cicely Saunders: The founder of the modern hospice movement*. Hodder and Stoughton.（ドゥブレイ, S. 若林一美・若山隆良・棚瀬多喜雄・岡田要（訳）（1989）. シシリー・ソンダース―ホスピス運動の創始者―　日本看護協会出版会）

Gordon, S., & Nelson, S.（2008）. 特別講演会「あなたのそばにある"看護の危機"」 *vivo*, *17*, 40-41.

本川裕（2014）. 主要死因別死亡率（人口10万人対）の長期推移（〜2013年）　社会実情データ図録　2014年6月4日〈http://www2. ttcn.ne.jp/honkawa/2080.html〉（2014年6月29日）

市野川容孝（2004）. 社会的なものと医療　現代思想, *32*（14）, 98-125.

池見酉次郎（1982）. 全人的医療を求めて　教育と医学, *30*（11）, 1162-1169.

色平哲郎・山岡淳一郎（2005）. 命に値段がつく日　中央公論新社

柏木哲夫（1997）. 死を看取る医学　NHK出版

川島みどり（2009）. 看護の危機と未来―今，考えなければならない大切なこと―　ライフサポート社

Kitwood, T.（1997）. *Dementia reconsidered*. Open University Press.（キットウッド, T. 高橋誠一（訳）（2005）. 認知症のパーソンセンタードケア―新しいケアの文化へ―　筒井書房）

厚生省（1997）. 厚生白書平成9年度版　ぎょうせい

厚生労働省（2007）. 厚生労働白書平成19年度版　ぎょうせい

厚生労働省（2011）. 今後の介護人材養成のあり方について（報告書）〈http://www.mhlw.go.jp/stf/shingi/2r98520000010pzq.html〉（2014年2月28日）

厚生労働省（2013）. 介護支援専門員（ケアマネジャー）の資質の向上と今後のあり方に関する検討会における議論の中間的な整理〈http://www.mhlw.go.jp/stf/shingi/2r9852000002s7f7.html〉（2014年2月28日）

宮本匠・渥美公秀（2009）. 災害復興における物語と外部支援者の役割について―新潟県中越地震の事例から―　実験社会心理学研究, *49*（1）, 17-31.

宮崎和加子（2011）. 認知症の人の歴史を学びませんか　中央法規

水上幸代（2007）. 介護福祉士養成教育の課題―国家資格化を省みて―　社会関係研究, *13*（1）, 75-104.

波平恵美子（2010）.〈語り手〉による序文―〈私〉と〈対象〉を問い直す―　波平恵美子・小田博志　質的研究の方法―いのちの〈現場〉を読みとく―　春秋社　pp. xvii-xx.

Nightingale, F. (1860). *Notes on Nursing-What it is and What it is not-*. New edition revised and enlarged. London: Harrison.（ナイチンゲール, F. 小林章夫・竹内喜（訳）(1998). 看護覚え書普及版　うぶすな書院）
ナイチンゲール研究所（2013）. ナイチンゲールの7つの素顔—"病院建築家"としてのナイチンゲール—〈http://www.nightingale-a.com/page-fn7-6.html〉（2013年3月24日）
野口裕二（2002）. 物語としてのケア　医学書院
野崎泰伸（2011）. 生を肯定する倫理　白澤社　p. 190.
小田博志（2010）.〈聞き手〉による序文—方法論は経験に宿る—　波平恵美子・小田博志　質的研究の方法　いのちの〈現場〉を読みとく　春秋社　pp. xi-xvi.
小笠原祐次（1995）. 介護の基本と考え方　中央法規.
小川彰（2007）. 臨床研修制度—光と影—　学術の動向, 12 (5), 27-33.
大澤真幸（2011）.「正義」を考える—生きづらさと向き合う社会学—　NHK出版
楽学舎（編）(2000). 看護のための人間科学を求めて　ナカニシヤ出版
鮫島輝美・杉本初枝・藤井裕子・奥野宗子（2002）. 病院から在宅への環境移行に伴うケア・ニーズの実態調査とその分析　兵庫県立看護大学紀要, 9, 87-102.
「支援」編集委員会編（2011）. 支援Vol. 1　特集「個別ニーズ」を超えて　生活書院
多尾清子（1991）. 統計学者としてのナイチンゲール　医学書院
和田攻・南裕子・小峰光博（編）(2002). 看護大事典初版　医学書院

【第2章】

天田城介（2004）. 老い衰えゆく自己の／と自由—高齢者ケアの社会学的実践論・当事者論—　ハーベスト社
Gergen, K. J. (2009). *Relational being*. New York: Oxford. p. 328.
川名るり（2010）. 第3章 研究成果の発表　筒井真優美（編）研究と実践をつなぐアクションリサーチ入門—看護研究の新たなステージへ—　ライフサポート社　pp. 118-176.
Kiefer, W. Christie. (2006). *Doing health anthropology: Research methods for community assessment and change*. New York: Springer.（キーファー, W. クリスティ. 木下康仁（訳）(2010). 文化と看護のアクションリサーチ—保健医療への人類学的アプローチ—　医学書院）
日本看護協会（2014）. 労働条件・環境の改善—メンタルヘルスケア—　日本看護協会〈http://www.nurse.or.jp/nursing/practice/shuroanzen/safety/01.html〉（2014年2月28日）
日経BP社（2007）. 顕在化する医師の過労死　日経メディカル, 36 (8), 42-55.
日経BP社（2012）. 離職ストップ！入職3年目の危機を乗り越える　*NIKKEI Healthcare*, 12, 32-35.
大澤真幸（1990）. 身体の比較社会学I　勁草書房
大澤真幸（2011）.「正義」を考える—生きづらさと向き合う社会学—　NHK出版

Morton-Cooper, A. (2000). *Action research in health care*. Blackwell Science. (モートン－クーパー, A. 岡本礼子・関戸好子・鳩野洋子 (訳) (2005). ヘルスケアに活かすアクションリサーチ 医学書院)

中村雄二郎 (1992). 臨床の知とは何か 岩波新書

楽学舎 (編) (2000). 看護のための人間科学を求めて ナカニシヤ出版

佐伯胖 (2008a). 看護教育への警鐘―いまこそ行動主義的な教育体制からの脱皮を― 看護教育, *49* (5), 388-394.

佐伯胖 (2008b). 行動, 認知, 状況, そして共感へ インターナショナルナーシングレビュー, *31* (5), 39-43.

杉万俊夫 (2006a). 質的方法の先鋭化とアクションリサーチ 心理学評論, *49* (3), 551-561.

杉万俊夫 (2006b). 第1章 グループ・ダイナミックス 杉万俊夫 (編) コミュニティのグループ・ダイナミックス 京都大学学術出版会 pp. 19-86.

杉万俊夫 (2013). グループ・ダイナミックス入門 世界思想社

鷲田清一 (2001). 〈弱さ〉のちから―ホスピタブルな光景― 講談社

山本多喜司・ワップナー, S. (編) (1992). 人生移行の発達心理学 北大路書房

矢守克也 (2010). アクションリサーチ―実践する人間科学― 新曜社

【第3章】

Foucault, M. (1976). *La volnte de savoir, L'Historire de la secualite Volume 1*. François, Gallimard. (フーコー, M. 渡辺守章 (訳) (1986). 性の歴史Ⅰ 知への意志 新潮社)

早川一光 (2007). 談話室 わらじ医者よろず診療所日誌より Animus 春, 45-48.

市野川容孝 (2000). 思考のフロンティア 身体/生命 岩波書店

市野川容孝 (2004). 社会的なものと医療 現代思想, *32* (14), 98-125.

色平哲郎・山岡淳一郎 (2005). 命に値段がつく日 中公新書

佐藤純一 (1995). 第1章 医学 黒田浩一郎 (編) 現代医療の社会学―日本の現状と課題― 世界思想社 pp. 2-32.

根津幸彦 (1992). 西陣健康会だよりほりかわ 医療への対し方を考え直そう, *309*, 1-2.

根津幸彦 (1998a). 堀川病院で公的介護を考える 会報, 4, 2.

根津幸彦 (1998b). 堀川病院で公的介護を考える 会報, 5, 1.

根津幸彦 (1998c). 堀川病院で公的介護を考える 会報, 11, 1.

根津幸彦 (2007a). ゲマインシャフトVol. 1 震災のこと, 12年目に想う Vivre (びーぶる), 149.

根津幸彦 (2007b). ゲマインシャフトVol. 4 尼崎列車事故のこと Vivre (びーぶる), 152.

大澤真幸 (1996). 虚構の時代の果て 筑摩書房

大澤真幸 (2002). 文明の内なる衝突 NHK出版

楽学舎（編）(2000). 看護のための人間科学を求めて　ナカニシヤ出版
新明優香 (2006). チームプレイによる不登校への取り組み～「内こもり研究会」の事例～　京都大学総合人間学部卒業論文
杉万俊夫 (2000). 第3章　住民による地域医療をめざして　杉万俊夫（編）よみがえるコミュニティ—フィールドワーク人間科学—　ミネルヴァ書房　pp. 149-184.
鈴木庄亮・久道茂（編）(1990). シンプル衛生公衆衛生学　改訂第3版　南江堂
高見国生 (1990).「家族の会」に理解を　看護学雑誌, 54 (8), 764-768.

【第4章】
Bowlby, J. (1951). *Maternal care and mental health*. W. H. O.
福井母乳育児相談室 (2012a). お母さんたちの体験談 008　アトピーの原因の一つ人参をつかめた！！〈http://yoioppai.sakura.ne.jp/taiken/008/1.html〉(2012年3月12日)
福井母乳育児相談室 (2012b). お母さんたちの体験談 025　自立断乳を終えて　母は考えた　息子は耐えた！〈http://yoioppai.sakura.ne.jp/taiken/025/1.html〉(2012年3月12日)
福井早智子 (1992). アトピーっ子にしない母乳育児BOOK　新泉社
福井早智子 (2002). たくさんの"引き出し"を持つために　助産婦から助産婦へ伝えたいこと　第1回　21世紀の子育ては「親育て」から　ペリネイタルケア, 21 (5), 49-53.
福井早智子 (2003). たくさんの"引き出し"を持つために　助産婦から助産婦へ伝えたいこと　第13回　ステップアップセミナーと試みて　ペリネイタルケア, 22 (9), 853-857.
福井早智子 (2013). お母さんたちの体験談 032　看護の専門職でも大変だった母乳育児〈http://yoioppai.sakura.ne.jp/index.html〉(2013年4月1日)
浜田寿美男（訳編）(1983). ワロン／身体・自我・社会　ミネルヴァ書房
平井信義 (1981). 失われた母性愛　黎明書房
平田喜代美 (2010). おっぱい先生の母乳育児「超」入門　東洋経済新報社
久徳重盛 (1979). 母原病　教育研究社
いい食事を考える母の会（編）(1988). 気くばり料理ブック　主婦の友社
岩田美香 (1997).「育児不安」研究の限界—現代の育児構造と母親の位置—　教育福祉研究, 3, 27-34.
鏑木康夫 (2011). 育児困難と子ども虐待　こころの科学, 159, 28-32.
小林亜子 (1996). 母と子をめぐる〈生の政治学〉—産婆から産科医へ母乳から粉ミルクへ　山下悦子（編著）男と女の時空—日本女性史再考VI　溶解する女と男　21世紀の時代へ向けて　現代—　藤原書店　pp. 68-158.
國本りか (2002). アトピーっ子絵本　むっちゃんのしょくどうしゃ　芽ばえ社
牧野カツコ (1982). 乳幼児をもつ母親の生活と〈育児不安〉　家庭教育研究所紀要, 3, 34-56.
三砂ちづる（編）(2009). 赤ちゃんにおむつはいらない—失われた育児技法を求めて—

勁草書房
宮田秀明・家庭栄養研究会編（1998）．STOP！食品・母乳のダイオキシン汚染　食べもの通信社
村田泰子（2012）．母乳哺育と後期近代のリスク―環境問題のリスクを中心に―　関西学院大学社会学部紀要, 115, 23-35.
村田泰子（2013）．授乳の医療化とジェンダー―「母乳ダイオキシン騒動」と助産師の実践知―　女性学, 20, 58-76.
内閣府（2004）．平成16年版少子化社会白書　ぎょうせい　pp. 15-54.
内閣府（2006）．平成18年版少子化社会白書　ぎょうせい　p. 36.
内閣府（2010）．平成22年版少子化社会白書　ぎょうせい　pp. 22-32.
根津八紘（1985）．もう，してやる乳房マッサージなんかいらない―産褥乳房管理法（SMC方式）―　母性衛生, 26（2), 182-189.
大日向雅美（1988）．母性の研究　川島書店
大日向雅美（2000）．母性愛神話の罠　日本評論社
大日向雅美（2009）．「子育て支援が親をダメにする」なんて言わせない　岩波書店　p. 6.
樂木章子（1997）．乳児院乳児の特徴的行動に関する身体論的考察　実験社会心理学研究, 37（1), 1-13.
榊ひとみ（2012）．子育て問題研究の展開と課題　社会教育研究, 30, 13-25.
鮫島輝美（2003）．呪縛をとるためのヒント　福井早智子：たくさんの"引き出し"を持つために助産婦から助産婦へ伝えたいこと　第14回「呪縛」を断ち切ろう　ペリネイタルケア, 22（10), 941-945.
佐々木保行（1982）．子育て期の母親と育児ノイローゼ，佐々木保行他　育児ノイローゼ　有斐閣新書
杉万俊夫（2006）．第1章 グループ・ダイナミックス　杉万俊夫（編）コミュニティのグループ・ダイナミックス　京都大学学術出版会　pp. 19-86.
杉万俊夫（2008）．中堅看護師研修における活動理論の実践　インターナショナルナーシングレビュー, 31（5), 50-54.
杉万俊夫（2013）．グループ・ダイナミックス入門―組織と地域を変える実践学―　世界思想社
寺田恭子（2012）．親子の主体性育成を目的とする子育て支援に関する一考察―「親と子の関係性」に着目して―　プール学院大学研究紀要, 52, 163-175.
上村浩一・青野敏博（2001）．母乳哺育の意義　産婦人科治療, 82（1), 19-23.

【第5章】
天田城介（2004）．老い衰えゆく自己の／と自由―高齢者ケアの社会学的実践論・当事者論―　ハーベスト社
天田城介（2007）．〈"老い衰えゆく"こと〉の社会学　多賀出版

井口高志 (2001). 家族介護者の困難経験についての一考察―介護者の主体的対処過程に注目して― 年報社会学論集, 14, 39-50.

井口高志 (2005). 痴呆をかかえる者とのコミュニケーションにおける二つの理解モデル―疾患モデルから関係モデルへ？― ソシオロジ, 50 (1), 17-33.

唐沢かおり (2006). 家族メンバーによる高齢者介護の継続意志を規定する要因 社会心理学研究, 22 (2), 172-179.

厚生労働省 (2012). 認知症施策検討プロジェクトチーム報告書「今後の認知症施策の方向性について」〈http://www.mhlw.go.jp/topics/kaigo/dementia/dl/houkousei-02.pdf〉(2013 年 12 月 29 日)

厚生労働省 (2013). 第 47 回社会保障審議会介護保険部会資料 2「認知症施策について」〈http://www.mhlw.go.jp/file/05-Shingikai-12601000-Seisakutoukatsukan-Sanjikanshitsu_Shakaihoshoutantou/0000021004.pdf〉(2013 年 12 月 29 日)

Lewin, K. (1948). *Resolving social conflicts: Selected papers on group dynamics.* New York: Harper. (レヴィン, K. 末永俊郎 (訳) (1954). 社会的葛藤の解決―グループ・ダイナミック論文集― 東京創元社)

三好春樹 (1997). 生活障害論 雲母書房

三好春樹 (2003). まえがき 三好春樹・芹沢俊介 老人介護とエロス―子育てとケアを通底するもの― 雲母書房 pp. 1-3.

中原純 (2004). 高齢者介護における負担感とその要因について―研究の動向と今後の課題― 生老病死の行動科学, 9, 91-99.

大澤真幸 (1990). 身体の比較社会学 I 勁草書房

小澤勲 (2003). 痴呆を生きるということ 岩波新書

小澤勲 (2005). 認知症とは何か 岩波新書

佐伯胖 (2006). 能力の発達心理学から関係性の発達心理学へ 小児の精神と神経, 46 (3), 147-156.

櫻井成美 (1999). 介護肯定感がもつ負担軽減効果 心理学研究, 70 (3), 203-210.

孫冶斌 (1998). 住民運動としての地域医療―京都「西陣健康会」の 50 年― 実験社会心理学研究, 38 (2), 215-225.

杉万俊夫 (2009). 第 5 章 共育空間を創造する地域活性化―ビジョン喪失リスクへの挑戦― 子安増生 (編) 心が活きる教育に向かって―幸福感を紡ぐ心理学・教育学― ナカニシヤ出版 pp. 103-124.

杉万俊夫 (2013). グループ・ダイナミックス入門 世界思想社

竹内敏晴 (2001). 思想する「からだ」 晶文社

鷲田清一 (2003). 老いの空白 弘文堂

矢守克也 (2010). アクションリサーチ―実践する人間科学― 新曜社

安田肇・近藤和泉・佐藤能啓 (2001). わが国における高齢障害者を介護する家族の介護負担に関する研究―介護者の介護負担感, 主観的幸福感とコーピングの関連を中心に―

リハビリテーション医学, 38, 481-489.

【第6章】
天田城介（2004）．老い衰えゆく自己の／と自由―高齢者ケアの社会学的実践論・当事者論― ハーベスト社
福井早智子（2009）．"おっぱいルーム"での母乳育児で，母子ともに育てる 看護教育, 50 (4), 277-281.
Gergen, K. J.（2009）. *Relational being*. New York: Oxford.
猪飼周平（2010）．病院の世紀の理論 有斐閣
池見酉次郎（1982）．全人的医療を求めて 教育と医学, 30 (11), 1162-1169.
香川秀太（2008）．状況論とは何か―実践の解明と変革のアプローチ― インターナショナルナーシングレビュー, 31 (5), 19-26.
香川秀太（2012）．実践知と形式知，単一状況と複数状況，分析と介入，そして質と量の越境的対話―状況論・活動理論における看護研究に着目して― 質的心理学フォーラム, 3, 62-72.
Kiefer, W. Christie.（2006）. *Doing health anthropology: Research methods for community assessment and change*. New York: Springer.（キーファー, W. クリスティ．木下康仁（訳）（2010）．文化と看護のアクションリサーチ―保健医療への人類学的アプローチ― 医学書院）
Kitwood, T.（1997）. *Dementia reconsidered*. Open University Press.（キットウッド, T. 高橋誠一（訳）（2005）．認知症のパーソンセンタードケア―新しいケアの文化へ― 筒井書房）
宮崎和加子（2011）．認知症の人の歴史を学びませんか 中央法規
Morton-Cooper, A.（2000）. *Action research in health care*. Blackwell Science.（モートン－クーパー, A. 岡本礼子・関戸好子・鳩野洋子（訳）（2005）．ヘルスケアに活かすアクションリサーチ 医学書院）
中村哲（2001）．医者井戸を掘る―アフガン旱魃との戦い― 石風社
中村哲（2007）．医者，用水路を拓く―アフガンの大地から世界の虚構に挑む― 石風社
中村雄二郎（1992）．臨床の知とは何か 岩波新書
野崎泰伸（2011）．生を肯定する倫理 白澤社
大澤真幸（2002）．文明の内なる衝突 NHK出版
大澤真幸（2010）．THINKING O 創刊号 特集「連帯のあたらしいかたち」〈ランダムな線〉 左右社
大澤真幸（2011）．「正義」を考える―生きづらさと向き合う社会学― NHK出版
孫冶斌（1998）．住民運動としての地域医療―京都「西陣健康会」の50年― 実験社会心理学研究, 38 (2), 215-225.
杉万俊夫（2010）．「集団主義-個人主義」をめぐる3つのトレンドと現代日本社会 集団

力学, *27*, 17-32.
多賀茂（2008）．イデアと制度―ヨーロッパの知について―　名古屋大学出版会
筒井真優美（編）（2010）．研究と実践をつなぐアクションリサーチ入門―看護研究の新たなステージへ―　ライフサポート社
上杉正幸（2008）．健康不安の社会学〔改訂版〕　世界思想社
矢守克也（2010）．アクションリサーチ―実践する人間科学―　新曜社

あとがき

　私が，このような社会的弱者に対する支援に興味をもったきっかけは，自分自身が〈生きづらさ〉を抱える社会的弱者だったからだと考えています。それを意識化できたのは，兵庫県立看護大学（現，兵庫県立大学看護学部）の学生時代に，岡元行雄先生による社会学に出会ったからです。その授業の中で，初めて父親のことについて客観的に距離を置いて振り返ることができ，またそれを発表する機会もいただきました。「学問」というフィルターを通すことにより，父親との関係を「個人的な憎しみ」ではなく，相対化しながら，父親を違った方向から見つめ直すことができ，自分自身が感じていた〈生きづらさ〉から解放される経験ができたのでした。

　私の専門領域は，看護学とグループ・ダイナミックスのダブルメジャーです。看護学の基盤は，母校，兵庫県立看護大学の4年間の教育の中にあります。兵庫県立看護大学は，1993年に開学した日本初の看護の公立単科大学でした。ちょうど看護教育大学化のはしりであり，「今までにない看護大学にしよう」という南裕子学長をはじめとした先生方の意気込みと兵庫県の熱い思いもあり，社会の注目度も非常に高いものでした。とにかく開学時の母校のカリキュラムが大変ユニークで，よく考えられており，その後の看護大学ブームに多大なる影響を与えたのと同時に，その当時受けられる，最高の看護教育を受けることができたのではないかと自負しています。ありがたかったことは，看護学の基盤として，「すべての答えは患者さんのベッドサイドにある」とたたき込んでいただいたことであり，そのことは，私の学問の礎になっています。

　学生時代だけでなく，教員になってからも南裕子先生のもとで学ぶ機会をいただくことができました。シラバスに始まり，資料の準備に至るまで，丁寧にご指導いただき，先生の中にある看護学に触れさせていただくと同時に，授業の組み立てを基本から学ぶことができました。さらに，社会人を経験して入学した私を，学生の頃から気にかけてくださり，大学教員としてのきっかけをも作ってくださったのが，川口孝泰先生（現：東京情報大学看護学部）でした。

川口先生には，教員としての姿勢だけでなく，研究者としての姿勢をも学ばせていただいたと心より感謝しています。

私は「1期生」として入学したので，専門の看護学だけでなく，一般教養でも「人間を深く理解する学生を育てたい」という教員たちの強い思いから，その当時の一流の先生方の講義を受けることができました。中でも，医学史・疫病史の故立川昭二先生，医療人類学の波平恵美子先生，環境保健論の故青山英康先生の授業は，刺激的で，大変興味深く，病気の捉え方の豊かさを学ぶことができました。また，精神健康論の中井久夫先生には，阪神淡路大震災の時のサポートも含め，大変お世話になりました。その他にも演劇論の故竹内敏晴先生など，その当時，学生の私にはその価値がわからず，後になって「すごい先生だった」と知ることも多々ありました。

同時に，母校の基礎教養の先生方にも，本当に可愛がっていただいたと感じています。哲学の故石井誠士先生，社会福祉の山下眞宏先生，統計・情報学の故松浦和幸先生，生涯スポーツ学の長屋昭義先生など，専門は違っても，看護学に寄り添おうとしてくださり，多くの学術的な刺激をいただきました。

大学教員を経て，大学院に進学した理由は，本書の第1章にも書きましたが，どちらかといえば対象の理解にとどまっていたように思います。そんな中，修士論文のためのフィールドを探していた時に，指導教官である杉万俊夫先生から，「根津幸彦先生に会うように」ときっかけを与えていただきました。第3章のフィールド「ともに生きる・京都」の活動に参加した時の第一印象は，決してよいものではなく，「地味な活動だな」と感じました。しかし，同時に，「なんかこれからこういう活動って，大切かも」と感じ，定期的に通うようになりました。さらに，早川一光先生や大矢治世先生もご紹介いただき，早川先生の「でこその医療」や大矢先生が長年携わってこられた住民主体の在宅医療の活動を知ることができ，多くの示唆を今も与えていただいています。

また，大学院生時代には，他の地域医療活動も知りたいと思い立ち，佐久総合病院の色平哲郎先生のところへ押しかけてお話を伺ったり，さらには色平先生が「師匠」と呼んでいる元保健師の菊池智子さんのご自宅までお邪魔し，お話を聞かせていただいたこともありました。お二人の話はとても刺激的で，こうやって実践を伴いながら，住民とともに生きる中に「医療・看護がある」と

確信をもつことができました．

　第4章のフィールド研究にあたり，長期にわたり母乳指導をしていただき，母親として多くのことを教えていただいただけでなく，研究にあたり全面的に協力してくださった助産師の福井早智子先生には，本当に感謝しています．さらに，ファミリーヘルスハウスの福井範子氏，スタッフの皆さん，「福井母乳育児相談室」のお母さん方，子どもたち，関係者の方々にもご協力賜り，心より感謝申し上げます．また，本章は，平成18年度日本看護研究学会奨学会奨学金の助成による研究の一部であり，このような研究の機会をくださった日本看護研究学会にも深謝いたします．

　第5章のフィールド研究にあたり，「認知症居宅介護研究所」の関係者の方々には多大なご協力を賜り，心より感謝申し上げます．Kさんは，家族やヘルパーに見守られ，平成25年6月に永眠されました．ご冥福をお祈り申し上げます．また，本章は平成20-21年度京都大学GCOE「心が活きる教育のための国際的拠点」の助成を受け，研究開発コロキアムの活動の中で行われたものです．このような研究の機会を与えてくださった先生方に深謝いたします．

　人間科学，グループ・ダイナミックスに出会ってから，早18年の年月が過ぎようとしています．その間，様々な学びや葛藤がありました．ここまでの長い道のりは，到底一人では歩むことができませんでした．何よりも，グループ・ダイナミックスのことを何もわかっていない私を快く受け入れ，博士までご指導くださった杉万俊夫先生（現：九州産業大学人間科学部）には，本当に感謝しています．小さい子どもを抱えての進学だったため，他の院生とは同じようには進めない私に，特別な配慮をくださり，そのおかげで博士課程を最後まで続けることができました．また，京都大学大学院人間・環境学研究科　永田素彦先生には，博士論文を仕上げるにあたり，一つのまとまりをもって文章を書くということを，細部にわたりご指導いただきました．このような形としてまとめることができましたのも，ひとえに温かく忍耐強く，励まし続けてくださった先生方のおかげです．本当にありがとうございました．

　研究室の仲間や先輩研究者の存在にも感謝しています．修士課程・博士課程での杉万ゼミにおいては，同期の竹内みちるさんをはじめ，同じ研究室に所属する皆さんたちとの対話を通じて，様々な示唆を与えていただきました．また，

あとがき

勉強会や学会において，先輩研究者から厳しい指摘や鋭い疑問を投げかけていただき，その都度，私自身の理解を問い直すきっかけとなり，研究を続ける原動力になったと感じています。

また，看護の先達たちとの出会いがなければ，ここまで来ることはできませんでした。まず，看護との出会いをくださった平松章子先生に，感謝しています。平松先生は，何も知らなかった私を，看護の本質に触れさせてくださいました。次に，看護師の有志の勉強会「楽学舎」の皆さんの活動が存在しなければ，私がグループ・ダイナミックスに出会うこともできなかったと思います。「もっと人間を知りたい」という熱い想いの中で勉強会を続けてくださったからこそ，『看護のための人間科学を求めて』という著書に出会うことができました。また，野沢典子先生をはじめ，メンバーの方々にはいつも励ましをいただき，自らの基盤としての看護学を見直す機会と勇気を与えていただきました。本当に，ありがとうございました。「楽学舎」はその役割を終えましたが，その思いを継ぎ，「楽学舎・京都」として勉強会を続けていきたいと考えています。見守っていただければうれしいです。

そして，こうした研究者としての長年のあゆみを，影で支えてくれた家族にも，この場をお借りして，心より感謝の気持ちを表したいと思います。

最後に，大学院生の頃からいつも気にかけていただき，献本をいただいたり，「ぜひ著書を」と期待し続けてくださったナカニシヤの宍倉由高さん，初めての単著の出版を様々な面から支援してくださった杉万ゼミの後輩でもある山本あかねさんに，感謝いたします。

なお，本書は，2014年3月京都大学大学院人間・環境学研究科へ提出・授与された博士論文「現代社会における医療・看護・介護に関するグループダイナミックス的研究」（人博第706号）をもとに，京都光華女子大学平成29年度学術刊行物出版助成の交付を受けて刊行されるものです。

2018年3月
桜が満開の京都・研究室にて

人名索引

あ
青野敏博　79
麻原彰晃　67
渥美公秀　10
天田城介　31, 133, 134
井口高志　105, 106, 128
池見酉次郎　6, 149
市野川容孝　2, 3, 43, 44
猪飼周平　149
色平哲郎　3, 42, 43
岩田美香　76, 77
上杉正幸　144
上村浩一　79
大澤真幸　1, 7, 9, 18, 19, 30-33, 62, 63, 67, 71, 92, 130, 131, 138, 140
大日向雅美　73, 75, 76
小笠原祐次　5
小川　彰　4
奥野宗子　17
桶谷そとみ　77
小澤　勲　116, 127, 128, 131
小田博志　10
小峰光博　17

か
ガーゲン（Gergen, K. J.）　23, 148
香川秀太　147, 148
柏木哲夫　6
鏑木康夫　73
唐沢かおり　104
川島みどり　4
川名るり　29

キーファー（Kiefer, W. C.）　147
キットウッド（Kitwood, T.）　6, 150
國本りか　91, 92
ゴードン（Gordon, S.）　5
小林亜子　76, 77

さ
佐伯　胖　27, 28, 128, 129
榊ひとみ　75
櫻井成美　105
佐々木保行　76
佐藤純一　42
鮫島輝美　17, 83
三砂ちづる　100
新明優香　59, 68
杉万俊夫　18, 21, 24, 29, 31, 32, 46, 47, 81, 93, 126, 129, 133, 143, 148
杉本初枝　17
鈴木庄亮　44
孫　冶斌　110, 150

た
多尾清子　4
多賀　茂　150
高見国生　49
竹内敏晴　136
筒井真優美　147
デュブライ（du Boulay, S.）　6
寺田恭子　74

な
ナイチンゲール（Nightingale, F.）　4
中原　純　104
中村　哲　140
中村雄二郎　29, 147
波平恵美子　10
根津幸彦　46, 48-53, 57, 58, 60-62, 66, 69, 70, 77, 141, 143
ネルソン（Nelson, S.）　5
野口祐二　19
野崎泰伸　18, 137

は
浜田寿美男　99
早川一光　46-48, 53, 55, 56, 57, 59, 60, 64, 65, 68-70, 140
久徳重盛　75
平井信義　75
平田喜代美　84
フーコー（Foucault, M.）　7, 43, 44, 63, 138
福井早智子　8, 81-100, 141, 142
藤井裕子　17
ボウルビィ（Bowlby, J.）　75

ま
牧野カツコ　76
マラブー（Malabou, C.）　19
水上幸代　5

南　裕子　　17
宮崎和加子　　1, 142
宮田秀明　　78
宮本　匠　　10
三好春樹　　105, 106, 129
村田泰子　　77, 78
モートン・クーパー
　　（Morton-Cooper, A.）
　　29, 147
本川　裕　　3

や
安田　肇　　104
山岡淳一郎　　3, 42, 43
山本多喜司　　30
矢守克也　　29, 30, 107, 147

ら
樂木章子　　100
レヴィン（Lewin, K.）　　107

わ
鷲田清一　　31, 134
和田　攻　　17
ワップナー（Wapner, S.）　　30

事項索引

あ
アクションリサーチ（実践研究）　　28-31, 106, 107, 147
　　──の促進　　147
新しい生き方　　8, 81, 139
新しい傷　　19, 20, 140
新しい物語　　20, 30
新たな〈支援〉　　1, 6, 10, 137
新たな関係　　9, 125, 127
あるべき姿　　128
アレルギー症状　　88, 89, 96, 97
いい湯加減の原理　　37
閾値　　7, 38, 39, 41, 43, 45, 126
〈生きづらさ〉　　i, ii, 1, 6-10, 18-20, 30, 31, 41, 73, 137-140, 144, 146, 147, 149, 150, 161
育児ノイローゼ　　76
育児不安　　75, 76, 78

医師　　i, 3, 6, 7, 12, 13, 16, 23, 31, 33, 41-43, 45-62, 64-71, 77, 105, 107, 108, 137-141, 143, 150
医師 - 患者　　7, 42, 45, 60
一人称のエスノグラフィー　　7, 10, 18, 82
イマココ集合流　　133
未だ歩んだことのない新しい道　　9, 106, 125
意味世界　　94, 96, 128, 130-133
医療　　ii, 1-9, 15, 16, 20, 21, 25, 27-31, 39, 41-46, 51, 53, 54, 56, 58-62, 64-66, 69-71, 105, 137, 138, 140, 143, 146-150
入れ子構造　　35
違和感　　10, 12, 14-15, 17, 18, 25, 29, 48, 141
違和的な身体　　34, 36, 98, 127
内こもり研究会　　59

SMC 方式乳房管理法　　77
オウム真理教　　67, 68
オーバーラップ　　36, 39, 68, 94
桶谷式　　77, 83-85, 90, 142
お芝居の要領　　113, 114, 127

か
外界／内界　　21, 22
回帰　　8, 38, 39, 62-64, 80, 92, 93, 105, 125, 126, 138, 146
介護　　ii, 1, 5-7, 9, 20, 21, 27-31, 39, 103-106, 108-110, 112, 124, 125, 130, 136-139, 143-148
　　──（能）力　　9, 104-106, 125, 137, 138
　　── = 負担　　9, 103, 104, 106, 125, 130
　　──専門職　　5

――抵抗　114
　――負担　104, 121, 130, 134
顔の見える関係　70, 150
学習の場　130
家族介護者　9, 10, 103-106, 125, 131, 134, 136, 150
かや　25, 27
環境移行　17
関係主義　80, 105, 146
関係的存在　148
看護　i, ii, 1, 4-7, 13, 15-18, 20, 21, 27-31, 39, 86, 88, 105, 137, 138, 143, 146-150, 161-164
　――学　4, 10, 13-18, 82, 148, 161, 162, 164
　――ケア　1
　――の危機　4
観察ノート　82, 89, 97, 101
感情労働　31
〈歓待〉の概念化　147, 149
記憶　110, 117, 122, 133, 148
危機的移行　30
規範　7-9, 23, 31-39, 62-65, 67-69, 71, 92, 94, 97, 98, 125, 126, 138, 139, 143, 144
　――（意味）　8, 9, 32, 92, 98, 106, 125, 131-133, 138, 139, 148
　――形成プロセス　31, 62, 63
　――の一般化　37, 39, 63, 67, 126
　――の過度の抽象化　8, 62-64
　――の抽象化　8, 62, 63
　――の発達プロセス　34, 36
　――変容プロセス　8, 62, 63
　――理論　1, 7-9, 21, 31, 33, 62-64, 92, 93, 106, 130
（規範の）発達　34-38, 67
（規範の）崩壊　34
欺瞞性　17, 18, 66
客観的アプローチ　17, 18
「共育」的関係　9, 125, 127, 129
強者‐弱者　7, 30, 41-43, 45, 71, 135, 137
協同の実践　28-30, 81, 107, 138
京都での保健・医療・福祉を考える地域懇談会　49
近代医療　2, 4, 5, 7, 41, 43-45, 62, 65, 71, 105, 138
近代的人間観の見直し　147-149
具体的現場性　80, 105, 146
グループ・ダイナミックス　7, 10, 21, 24-28, 103, 107, 133, 161, 163, 164
ケア　1, 16, 31, 48, 106, 107, 113, 115, 122, 124, 129, 132, 133, 135, 136, 150
〈ケア〉の根源的暴力性　31
結節点　25, 37
厳格除去食　82, 89, 96-98
研究スタンス　22, 26, 28
健康追求運動　144, 145
原初的な規範形成プロセス　7-8, 31, 62, 63
原初的な第三の身体　39, 67, 68, 71, 138, 139
言説空間　147
現代医療　7-9, 41, 43, 45, 46, 54, 56, 62, 71, 137
現代介護　9, 137
現代社会　ii, 1, 2, 5, 7, 10, 18, 19, 21, 73, 137, 138, 140, 146, 164
権力　16, 43, 44, 53, 54, 63, 70, 138, 140
行為（認識を含む）　26, 27
交換　35, 126
後期「寝たきり期」　120
公的介護　49, 50
行動科学　27
心を内蔵した肉体　26, 148
個人能力還元主義　128
子育て支援　1, 8, 73-75, 78-80, 137
孤独死　49-51, 141
　――をなくそうの会　50
子どもの病気　88, 96-99
コムスン・ショック　108
根源的暴力性　31, 134

さ
サード・ドクターズ　60, 69
在宅介護支援　1, 124
作用圏　34-39, 63, 67, 69,

98, 126, 127, 131, 133, 143
サロン 46, 51
3項関係 94-100
残存機能 111, 129
支援 i, ii, 1, 6-10, 17, 18, 20, 28-30, 41, 49, 50, 52, 58, 66, 73-75, 78-80, 83-85, 87, 92, 93, 98, 103-108, 125, 128, 131, 134-138, 140, 143, 146, 149, 150
――活動 1, 8, 31, 52, 82, 87, 139, 140, 143, 146-149
――者－母親－子ども 8
――の発動点 9, 106, 125, 134, 139
自己決定権 80, 93, 145, 146
自然科学 7, 17, 21, 22, 26-28
思想的無臭性 143
実践研究 1, 29, 147
実践知 147
実践的フィールドワーク 1
質的研究 10
失敗 14, 15, 19, 56, 108, 114, 130-132
〈失敗〉を楽しむ態度 133
社会構成主義 23, 26
社会的属性 i, 18
集合性 7, 24, 25
集合体 7, 23-25, 29, 37, 131
――の動き（集合流） 24
修復の作用過程 4

住民主体 46, 47, 51, 56, 162
主観的言説 30
主観的枠組み 19
縮減する 132
情報交換の場 85
初期「健忘期」 116
食事療法 82-84, 86, 88-90, 99
助産師 1, 8, 81-84, 139, 142, 150
白峯診療所 47, 48, 55
自立断乳 82, 87, 90, 91
心身症 12
身体 4, 6, 12, 18, 32-36, 38, 42, 55, 65, 67, 68, 78, 94, 95, 97, 98, 121, 125-127, 131-134, 136, 143-145, 148
――の溶け合い 7, 8, 31-34, 38, 39, 64-71, 81, 92-96, 98-100, 126, 127, 131, 136, 138, 139, 143, 146-148, 150
人道的介入を恐れない姿勢 144
心理士 12, 13
心理主義 26
「捨てる」医療 54, 55, 65, 70
成解 147
生活世界 9, 20, 29, 30, 107, 125, 135, 136, 139
生－権力 7, 8, 30, 41, 43-46, 62-64, 138, 144, 145
成長の場 130
成長を学ぶ場 85
摂食障害 12, 13
世話人 51, 52, 61, 69, 70

――会 46, 51, 52, 61
センス・メーキング 81
専門家－要支援者関係 6
専門職 i, ii, 1, 2, 14, 15, 18, 23, 28, 29, 31, 39, 79, 85, 89, 92-94, 99, 136-138, 142, 149, 150
――支援 21, 104
専門性 5, 9, 28, 45, 107, 125, 135, 139
相対化 ii, 1, 69, 104, 150, 161
贈与と略奪 35

た
第三の身体 7, 31, 33-39, 63-65, 67-69, 71, 94, 131, 138, 139
助け合いの場 85
多層的重複構造 25
妥当な行為 33, 38, 62
――の集合（無限集合） 31
断乳式 91
知識 1, 5, 6, 13, 16, 18, 20, 21, 28, 77, 80, 88, 97, 109, 128, 135, 142
チャンス 108, 115, 130, 142
中期「混乱期」 116
通過儀礼 91, 99
手当法 82-84, 87-90, 96, 97, 99
でこその医療 1, 46, 47, 53-55, 65, 162
当事者 1, 6, 23, 28-30, 79, 80, 92, 107, 131, 132, 134, 137, 146, 147
動態性 25
特定病因論 42

溶け合う関係　8-10, 80, 81, 105, 106, 125, 135, 139
「溶け合う」関係を楽しむ姿勢　135
ともに生きる・京都　46, 51, 52, 54, 58, 61, 66, 69, 70, 141, 146, 162

な
ナイチンゲール病棟　4
内面世界　26
馴染みの関係　113
西陣　46, 47, 51, 54, 141
二分法　13, 18
乳腺炎　77, 82-85, 88, 94, 95
入浴拒否　118
人間科学　7, 17, 18, 23, 26-28, 46
人間機械論　42
認知症　9, 22, 103, 105-110, 114, 116, 117, 120, 122, 127, 128, 131, 132, 142, 143
　——介護支援　9, 103-106, 125, 127, 133, 134
　——カフェ「いきいき」109
　——患者　1, 142
　——居宅介護研究所　106, 109, 163
　——を生きる人　9, 106, 125, 126, 128-132, 134, 139, 149
能動性　8, 9, 81, 92, 94
能力の喪失　128

は
徘徊　111-114, 117-119, 126, 128, 133, 135, 136
母親の当事者性　8, 79, 137
母親の肉体〈乳房〉　8, 92
（母親の）能力不足　8, 78, 79, 137
（母親の）資質不足　8, 78, 79, 137
母親の役割遂行支援　79
開かれた姿勢　127
ピンチ　108, 110, 114, 115, 130
不可視化　37, 63, 67-69, 138
不可視の身体　35, 36, 67
福井母乳育児相談室　81, 82, 89, 91, 162
負担　9, 70, 74, 92, 103-106, 110, 121, 128
物的環境　24
古い権力　43
プロレタリアートの身体を生きる　9, 106, 125, 134, 139
ペシャワール会　140
ホームドクター　84, 98, 146
母原病　75, 78
ポスト近代　80, 105, 125, 138
母性　75, 76
「母性喪失」論　75, 76
母乳育児　1, 8, 9, 77, 78, 81-84, 87, 88, 90-92, 94-96, 98-100, 139, 142, 146

——支援　8, 73, 78-81, 92, 141
母乳哺育率　75
堀川病院　47-50, 55, 57, 60, 65, 70, 107, 141
　——で公的介護保険を考える　49, 141
堀川福祉奉仕団　48, 141

ま
マクロな健康　145
待合室　8, 9, 81, 84-86, 92, 98, 139
ミクロな健康　145
未来志向的　8, 81, 139
メタ理論　21-23, 26
もう一つの態度　71
物語　18-20, 30
もの的環境　24, 25

や
要支援者　i, ii, 1, 2, 6, 18, 28-31, 39, 100, 137-139, 149, 150
〈よく生きる〉こと　9, 20, 106, 125, 133, 134, 139, 149

ら
リーダーシップ　39, 68-70, 93
臨床の知　29, 147
老人問題研究会　48
論理実証主義　21, 22, 26

わ
わらじ医者：よろず診療所　53

【著者紹介】
鮫島　輝美（さめしま　てるみ）
1968年生まれ。京都光華女子大学健康科学部看護学科　講師。
京都大学大学院人間・環境学研究科博士課程単位取得退学。博士（人間・環境学）。
　奈良女子大学家政学部（現：生活環境学部）卒業後，OLを経て，兵庫県立看護大学（現：兵庫県立大学）看護学部を卒業，兵庫県立病院内科勤務，兵庫県立看護大学看護学部助手，京都大学大学院人間・環境学研究科（修士・博士課程）を修了。2011年より，現職。
　専門は，理論看護学，グループダイナミックス。医療・看護・介護だけでなく，支援を広く捉え，社会的弱者にとって生きやすい社会，継続可能な社会とは何か，を考え続けている。
　主な論文に，「『身体の溶け合い』を通じた『共育』としての新たな認知症介護支援―家族介護者・支援者の『語り』の分析から」（集団力学, 31, 98-123. 2014　共著），「『身体の溶け合い』による母乳育児を基盤とした子育て支援―尼崎市・福井母乳育児相談室の事例」（集団力学, 30, 109-130. 2013），「現代医療における医師－患者関係の問題点とその克服」（集団力学, 27, 33-61. 2010）がある。

「生きづらさ」に寄り添う〈支援〉
医療・看護・介護におけるグループ・ダイナミックス的アプローチ

2018年3月30日　初版第1刷発行　（定価はカヴァーに表示してあります）

著　者　鮫島輝美
発行者　中西　良
発行所　株式会社ナカニシヤ出版
〒606-8161　京都市左京区一乗寺木ノ本町15番地
　　　　　　Telephone　075-723-0111
　　　　　　Facsimile　075-723-0095
　　　　Website　http://www.nakanishiya.co.jp/
　　　　E-mail　iihon-ippai@nakanishiya.co.jp
　　　　　　郵便振替　01030-0-13128

装幀＝白沢　正／印刷・製本＝亜細亜印刷
Copyright © 2018 by T. Sameshima
Printed in Japan.
ISBN978-4-7795-1286-5

◎本書のコピー，スキャン，デジタル化等の無断複製は著作権法上での例外を除き禁じられています。本書を代行業者等の第三者に依頼してスキャンやデジタル化することはたとえ個人や家庭内の利用であっても著作権法上認められておりません。